essentials

Essentials liefern aktuelles Wissen in konzentrierter Form. Die Essenz dessen, worauf es als „State-of-the-Art" in der gegenwärtigen Fachdiskussion oder in der Praxis ankommt. *Essentials* informieren schnell, unkompliziert und verständlich

- als Einführung in ein aktuelles Thema aus Ihrem Fachgebiet
- als Einstieg in ein für Sie noch unbekanntes Themenfeld
- als Einblick, um zum Thema mitreden zu können

Die Bücher in elektronischer und gedruckter Form bringen das Fachwissen von Springerautor*innen kompakt zur Darstellung. Sie sind besonders für die Nutzung als eBook auf Tablet-PCs, eBook-Readern und Smartphones geeignet. *Essentials* sind Wissensbausteine aus den Wirtschafts-, Sozial- und Geisteswissenschaften, aus Technik und Naturwissenschaften sowie aus Medizin, Psychologie und Gesundheitsberufen. Von renommierten Autor*innen aller Springer-Verlagsmarken.

Sebastian Petry

Neue Technologien und digitale Anwendungen in der Diabetestherapie

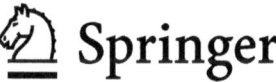

Sebastian Petry
Medizinische Klinik und Poliklinik III
Universitätsklinikum Gießen und
Marburg GmbH, Standort Gießen
Gießen, Hessen, Deutschland

ISSN 2197-6708 ISSN 2197-6716 (electronic)
essentials
ISBN 978-3-662-70952-8 ISBN 978-3-662-70953-5 (eBook)
https://doi.org/10.1007/978-3-662-70953-5

Die Deutsche Nationalbibliothek verzeichnet diese Publikation in der Deutschen Nationalbibliografie; detaillierte bibliografische Daten sind im Internet über https://portal.dnb.de abrufbar.

© Der/die Herausgeber bzw. der/die Autor(en), exklusiv lizenziert an Springer-Verlag GmbH, DE, ein Teil von Springer Nature 2025

Das Werk einschließlich aller seiner Teile ist urheberrechtlich geschützt. Jede Verwertung, die nicht ausdrücklich vom Urheberrechtsgesetz zugelassen ist, bedarf der vorherigen Zustimmung des Verlags. Das gilt insbesondere für Vervielfältigungen, Bearbeitungen, Übersetzungen, Mikroverfilmungen und die Einspeicherung und Verarbeitung in elektronischen Systemen.
Die Wiedergabe von allgemein beschreibenden Bezeichnungen, Marken, Unternehmensnamen etc. in diesem Werk bedeutet nicht, dass diese frei durch jede Person benutzt werden dürfen. Die Berechtigung zur Benutzung unterliegt, auch ohne gesonderten Hinweis hierzu, den Regeln des Markenrechts. Die Rechte des/der jeweiligen Zeicheninhaber*in sind zu beachten.
Der Verlag, die Autor*innen und die Herausgeber*innen gehen davon aus, dass die Angaben und Informationen in diesem Werk zum Zeitpunkt der Veröffentlichung vollständig und korrekt sind. Weder der Verlag noch die Autor*innen oder die Herausgeber*innen übernehmen, ausdrücklich oder implizit, Gewähr für den Inhalt des Werkes, etwaige Fehler oder Äußerungen. Der Verlag bleibt im Hinblick auf geografische Zuordnungen und Gebietsbezeichnungen in veröffentlichten Karten und Institutionsadressen neutral.

Springer ist ein Imprint der eingetragenen Gesellschaft Springer-Verlag GmbH, DE und ist ein Teil von Springer Nature.
Die Anschrift der Gesellschaft ist: Heidelberger Platz 3, 14197 Berlin, Germany

Wenn Sie dieses Produkt entsorgen, geben Sie das Papier bitte zum Recycling.

Was Sie in diesem *essential* finden können

- Eine Übersicht der aktuell verfügbaren technischen und digitalen Hilfsmittel für die Diabetestherapie und die Historie ihrer Entwicklung seit dem 20. Jahrhundert,
- die Beschreibung ihrer Funktionsweise, Anwendungsgebiete, Vor- und Nachteile sowie Limitationen,
- einen Ausblick auf künftige Entwicklungen der Diabetestechnologie.

Vorwort

Digitalisierung, Daten, Technologie und künstliche Intelligenz sind aus unserem Alltag nicht mehr wegzudenken. Sie verrichten ihren Dienst häufig ohne, dass wir ihnen große Beachtung schenken. In den vergangenen Jahrzehnten hat die Diabetologie durch die sogenannte Diabetestechnologie eine rasante Entwicklung erlebt. Sie umfasst vor allem Insulinpumpen, Sensoren zur unblutigen und kontinuierlichen Messung der Glukosekonzentration und Systeme zur automatischen Steuerung der Insulintherapie. Diese Systeme arbeiten zu großen Teilen selbstständig, weisen aber noch Limitationen auf und sind in einigen Punkten wesentlich auf das Zutun der Anwender*innen angewiesen. Während die Verbreitung solcher Systeme aktuell noch begrenzt ist, wächst die Anzahl der Nutzer*innen kontinuierlich. In der Kinderheilkunde stellt die Versorgung mit solchen Systemen mittlerweile die Standardbehandlung dar. Die moderne Behandlung von Menschen mit Diabetes erfordert somit unweigerlich die Fähigkeit, Diabetestechnologie zu verstehen und anwenden zu können. In Zukunft wird künstliche Intelligenz womöglich dazu beitragen, dass „künstliche Bauchspeicheldrüsen" den Diabetes technisch „heilen" und seine Therapie autonom übernehmen können. Die Aufgaben der Behandler*innen haben sich bereits stark gewandelt und werden sich noch weiter verändern.

Ich möchte mit diesem *essential* interessierten Menschen einen kompakten Überblick über die Geschichte der technischen Hilfsmittel, ihre aktuellen Möglichkeiten und Limitationen sowie einen Ausblick auf zukünftige Entwicklungen geben.

Ich danke Luisa Petry, MSc., Friedrich Wilhelm Petry, Dr. Marcel Diwisch, Melanie Schwenk, MSc., Dr. Jutta Liersch, Prof. Dr. Lutz Heinemann und Prof. Dr. Schäffler für ihre wertvolle Unterstützung bei der Erstellung dieses *essentials*.

Ich wünsche Ihnen, werte Leser*innen, viel Freude und spannende Erkenntnisse bei der Lektüre dieses *essentials!*

Sebastian Petry

Inhaltsverzeichnis

1	**Einleitung**	1
1.1	Diabetes mellitus	1
1.2	Diabetesmanagement und -dokumentation	2
1.3	Definition und Übersicht der Diabetestechnologie	4
2	**Insulinapplikation**	5
2.1	Historie	5
2.2	Smartpens	6
2.3	Insulinpumpen	7
	2.3.1 Definition und Funktionsweise	7
	2.3.2 Indikationen	9
	2.3.3 Voraussetzungen	10
	2.3.4 Vorteile	12
	2.3.5 Limitationen und Nachteile	12
3	**Glukosemessung**	13
3.1	Historie	13
3.2	CGM – Kontinuierliche Gewebeglukosemessung	14
	3.2.1 Definition und Funktionsweise	14
	3.2.2 Indikationen	16
	3.2.3 Voraussetzungen	17
	3.2.4 Vorteile	18
	3.2.5 Limitationen und Nachteile	18
3.3	Interpretation der CGM-Daten	19

4	AID-Systeme		23
4.1	Algorithmus		23
	4.1.1	PID-Algorithmus	24
	4.1.2	MPC-Algorithmus	25
4.2	CGM-System und Insulinpumpe		25
4.3	Aktuelle technische Möglichkeiten		27
	4.3.1	Sensorunterstützte Pumpentherapie (SuP)	27
	4.3.2	Automatische Hypoglykämieabschaltung (Low glucose suspend; LGS)	27
	4.3.3	Prädiktive Hypoglykämieabschaltung (predictive low glucose management; PLGM)	27
	4.3.4	Automatische Anpassung der Basalrate (Hybrid-AID)	28
	4.3.5	Korrekturbolusgabe (Advanced Hybrid-AID)	28
4.4	Vorteile		29
4.5	Limitationen		29
4.6	Ausblick		31
	4.6.1	Voll-AID-System/closed loop/artificial pancreas	31
	4.6.2	Looper	31
5	DiGA in der Diabetologie		33
6	Künstliche Intelligenz in der Diabetologie		35
6.1	Entscheidungsunterstützungssysteme		36
6.2	KI-unterstützte AID-Systeme		37
6.3	Typ 2 Diabetes mellitus		37
7	Zusammenfassung		39
Was Sie aus diesem *essential* mitnehmen können			41
Literatur			43

Über den Autor

Sebastian Petry ist Internist, Endokrinologe und Diabetologe. Er arbeitet als Oberarzt der Abteilung für Endokrinologie, Diabetologie, Stoffwechsel und Ernährungsmedizin am Universitätsklinikum Gießen. Neben der Behandlung von Menschen mit Diabetes leitet er die Klinische Forschungseinheit und widmet sich seit 2011 der diabetologischen Grundlagenforschung. Er ist in die Hochschullehre sowie die regionale- und überregionale ärztliche Weiterbildung involviert.
sebastian.petry@innere.med.uni-giessen.de

Einleitung

1.1 Diabetes mellitus

Der Diabetes mellitus („honigsüßer Durchfluss" bzw. „Zuckerkrankheit") umfasst eine Gruppe von Glukosestoffwechselstörungen unterschiedlicher Ursachen, deren gemeinsames Merkmal die chronische Hyperglykämie (die dauerhafte Erhöhung der Blutglukosekonzentration) ist. Bei gesunden Menschen liegt die Blutglukosekonzentration in etwa zwischen 70 und 140 mg/dl (3,9 und 7,8 mmol/l) [41]. Das Hormon Insulin aus den β-Zellen der Bauchspeicheldrüse ist wesentlich für die Regulation des Glukosestoffwechsels. Nur Insulin ist in der Lage, die Blutglukosekonzentration zu senken und die über die Ernährung aufgenommene Glukose in die Zellen zu schleusen. Der Diabetes mellitus lässt sich in verschiedene Formen einteilen, wovon der Typ 1 und der Typ 2 Diabetes mellitus die am häufigsten vorkommenden sind, der Typ 3 seltenere Formen umfasst und der Schwangerschaftsdiabetes eine Diabeteserkrankung in der Schwangerschaft bezeichnet [34].

Beim Typ 1 Diabetes tritt unter dem Einfluss von Umweltfaktoren (z. B. Infektionen, Ernährung, Hygiene) eine Fehlregulation des Immunsystems auf, welche zu einer Zerstörung der insulinproduzierenden β-Zellen führt. Dadurch kommt die körpereigene Insulinproduktion vollständig zum Erliegen, und das lebenswichtige Hormon muss möglichst exakt und bedarfsgerecht dosiert von außen zugeführt werden. Der Typ 1 Diabetes beginnt meistens in der Jugend oder im jungen Erwachsenenalter, kann aber auch im späteren Leben erstmals auftreten.

Der Typ 2 Diabetes entsteht durch eine gestörte Insulinausschüttung sowie eine schlechtere Wirksamkeit des Hormons, die sogenannte Insulinresistenz. Die Erkrankung ist zumeist mit dem metabolischen Syndrom, also Adipositas, Bluthochdruck und Fettstoffwechselstörungen assoziiert, und entsteht durch Über- und

Fehlernährung sowie körperliche Inaktivität. Diese Form des Diabetes kann häufig ohne Insulin mittels Tabletten oder anderer Medikamenten behandelt werden. Die Erkrankung tritt meistens im mittleren und höheren Erwachsenenalter erstmals auf, kann aber auch jüngere Menschen treffen.

Unter dem Typ 3 Diabetes werden verschiedene Formen zusammengefasst, welche z. B. im Rahmen von Erkrankungen der Bauchspeicheldrüse, durch Medikamente oder seltene Ursachen entstehen. Er muss in den meisten Fällen mittels Insulins behandelt werden.

Eine Sonderform stellt der Schwangerschaftsdiabetes dar, eine im Rahmen einer Schwangerschaft erstmals festgestellte Glukosestoffwechselstörung [19]. Diese Form wird auch als Typ 4 Diabetes bezeichnet.

In Deutschland sind rund 9 Mio. Menschen an Diabetes mellitus erkrankt, wobei eine Dunkelziffer von rund 2 Mio. angenommen wird. Ca. 5 % der betroffenen Menschen leiden an einem Typ 1 Diabetes mellitus, in etwa 90–95 % der Menschen an einem Typ 2 [55, 47].

1.2 Diabetesmanagement und -dokumentation

Das Leben mit einem insulinpflichtigen Diabetes mellitus bedeutet für die meisten Betroffenen einen enormen Aufwand, um zu hohe (Hyperglykämien) und zu niedrige (Hypoglykämien) Glukosewerte zu vermeiden. Der Blut- (Abschn. 3.1) oder Gewebeglukosewert (Abschn. 3.2) muss mehrmals täglich geprüft werden. Der Ersatz des lebenswichtigen Hormons muss konsequent und ohne Lücken erfolgen, da sonst schwere und lebensbedrohliche Stoffwechselentgleisungen drohen. Hierbei müssen die aktuelle Glukosekonzentration, die Ernährung, körperliche Aktivität und das Befinden berücksichtigt werden. Ziel ist zumeist eine normnahe Stoffwechsellage, um neben akuten Problemen auch langfristig diabetesbedingte Folgeerkrankungen zu vermeiden, wie z. B. die Schädigung von Nieren, Augen und Nerven.

Die Standardtherapie ist die sogenannte intensivierte Insulintherapie (ICT). Im Rahmen dieser wird die Insulinausschüttung der gesunden Bauchspeicheldrüse über die Injektion von Insulin in das Unterhautfettgewebe (meistens des Bauchs oder der Oberschenkel) nachgeahmt. Hierfür werden zwei verschiedene Insulintypen verwendet. Der Grundinsulinbedarf wird mittels lang (8 h bis 1 Woche) wirksamer Insuline („Basalinsulin", „Nachtinsulin", „Basisinsulin", etc.) abgedeckt. Die Blutglukoseanstiege nach Mahlzeiten werden mit schnell und kurz wirksamen Insulinen („Mahlzeiteninsulin", „Kurzzeitinsulin") behandelt. Diese

1.2 Diabetesmanagement und -dokumentation

Insuline werden auch zur Senkung von unabhängig von der Nahrungsaufnahme steigenden Glukosekonzentration verwendet, z. B. durch Stress. Menschen mit Diabetes mellitus (MmD) lernen in strukturierten Schulungen, wie sie das Insulin anhand der über die Nahrung aufgenommenen Kohlenhydrate und individuell festgelegter Faktoren dosieren müssen – die benötigen Dosen und das Ansprechen auf das Insulin ist individuell mitunter höchst unterschiedlich. Es gibt sogenannte Bolusrechner, in welche diese Faktoren einprogrammiert werden, um die jeweils notwendige Insulindosis einfach zu berechnen. Diabetes-Teams, bestehend aus Diabetolog*innen und Diabetesberater*innen sowie -assistent*innen, unterstützen die MmD im Rahmen von regelmäßigen, meist quartalsmäßigen Vorstellungen. Das bedeutet im Umkehrschluss, dass MmD größtenteils auf sich allein gestellt sind und ihre Therapie alleine umsetzen, teilweise mit Unterstützung durch an- oder zugehörige Personen und Pflegekräfte. Eine wesentliche Bedeutung kommt somit der Besprechung von Problemen beim Diabetesmanagement anhand einer Dokumentation von Glukoseverläufen und der Insulintherapie im Kontext von akuten Erkrankungen, Sport, Zyklus, Schichtdienst und sonstigen Alltagsaktivitäten zu.

Der Diabetes mellitus wird auch als datengetriebene Erkrankung („data-driven disease") bezeichnet, da im Rahmen der Behandlung große Datenmengen generiert werden, vor allem unter Anwendung moderner Technologien. Diese Daten müssen gesichtet und bewertet werden. Vor der Verbreitung technischer Hilfsmittel wurde standardmäßig ein handschriftliches Diabetestagebuch geführt. In einem solchen Tagebuch waren zumeist vorgefertigte Felder zur Dokumentation der täglichen Insulingaben, Blutglukosewerte und gegessenen Kohlenhydrate hinterlegt. Anhand dieser Daten passte das Diabetes-Team die Therapie an. Zwar wird die schriftliche Dokumentation nach wie vor verwendet, aber ihre Bedeutung nimmt stetig ab. Durch moderne Diabetestechnologie werden generierte Daten elektronisch dokumentiert und können durch das Auslesen von Geräten oder auch über cloudbasierte Internetportale der Hersteller begutachtet werden. Ein wesentlicher Vorteil ist hierbei die automatisierte und algorithmenunterstützte Aufbereitung der Daten, welche dem Diabetes-Team wertvolle Hilfestellungen bei der Interpretation und dem Treffen therapeutischer Entscheidungen bietet (Abschn. 3.3).

1.3 Definition und Übersicht der Diabetestechnologie

Neben modernen Insulinen (Abschn. 2.1) und Medikamenten spielt die sogenannte Diabetestechnologie zunehmend eine Rolle bei dem Diabetesmanagement. Unter diesem Begriff werden verschiedene Geräte und digitale Anwendungen bezeichnet. Es handelt sich dabei vor allem um Insulinpumpen (continuous subcutaneous insulin infusion; CSII, Abschn. 2.3) sowie um Glukosesensoren zur unblutigen und kontinuierlichen Glukosemessung (continuous glucose monitoring; CGM, Abschn. 3.2). Beide Hilfsmittel können miteinander verbunden werden, um Systeme zur automatisierten Insulinzufuhr (automated insulin delivery; AID, Kap. 4) zu bilden.

Unter den Begriff der Diabetestechnologie fallen zudem Smartpens (Abschn. 2.2) sowie digitale Anwendungen („DiGA", Kap. 5). Prinzipiell wird die Finanzierung aller dieser Hilfsmittel durch die Krankenkassen übernommen, eventuelle Einschränkungen werden in den jeweiligen Kapiteln erwähnt.

Künstliche Intelligenz wird in Zukunft eine wesentliche Rolle in Forschung und Behandlung des Diabetes mellitus spielen (Kap. 6).

Insulinapplikation

2.1 Historie

Das Insulin wurde erstmals 1921 vom kanadischen Mediziner Frederick Banting und dem Medizinstudenten Charles Best aus dem Pankreas eines Hundes isoliert. Bereits 1922 wurden die ersten MmD mit Insulin behandelt [4], und ab 1923 begann die industrielle Gewinnung und Herstellung. Diese erfolgte zunächst aus den Bauchspeicheldrüsen von Rindern und Schweinen, bis 1978 das erste rekombinante (künstlich hergestellte) Insulin aus einer Bakterienkultur gewonnen wurde [29]. Dieses „Humaninsulin" steht auch heute noch zur Verfügung, wird aber zunehmend durch modifizierte „Analoginsuline" ersetzt. Diese Modifikationen verändern vor allem den Zeitpunkt des Wirkeintritts und die Wirkdauer der verschiedenen Insulinformulierungen (Abschn. 1.2). Insuline werden in verschiedenen Konzentrationen verwendet. Standard sind „U100"-Insuline, was bedeutet, dass in einem Milliliter 100 internationale Einheiten (IE) Insulin gelöst sind. Es gibt auch U200-, U300-, U500- und U700-Insuline, welche aus Sicherheitsgründen nur in Einmalpens vertrieben werden (bzw. im Falle des U500-Insulins auch als Glasfläschchen mit passender Aufziehspritze).

Ursprünglich musste Insulin mittels wiederverwendbarer Glasspritzen aufgezogen und angewendet werden, wobei diese nach der Anwendung zur Sterilisation abgekocht wurden. Erst in den 1950er Jahren kamen Plastikspritzen auf. Die ersten Versionen der heute üblichen Insulinpens, also stiftartigen Applikationshilfen, gibt es erst seit den 1980er Jahren [32]. Insulinpens existieren in zwei Varianten. Es gibt vorbefüllte „Einmalpens", welche nach Aufbrauchen des Insulins (je nach Präparat 300 bis 2100 Einheiten pro Pen) entsorgt werden, und „Mehrfachpens", welche mit Insulinpatronen aus Glas mit 300 Einheiten Insulin befüllt werden.

Nach dem Aufbrauchen des Insulins wird nur die Patrone entsorgt und gewechselt. Die modernste Variante dieser Insulinpens sind Smartpens (Abschn. 2.2). Kunststoffspritzen zum Aufziehen von Insulin aus Glasfläschchen existieren noch, werden aber nur noch in Einzel- und Notfällen verwendet.

Neben Insulinpens stellen Insulinpumpen eine weitere Möglichkeit zur Insulinzufuhr dar. Der erste Prototyp einer solchen Insulinpumpe wurde im Jahr 1963 gebaut und bestand aus einem Pumpensystem, welches in einem Rucksack getragen wurde und über intravenöse Katheter mit dem Körper verbunden war. Das „the blue brick" („Der blaue Stein") genannte Konstrukt war folglich nicht alltagstauglich. Kommerziell verfügbar war die erste Insulinpumpe ab dem Jahre 1976. Seither wurde die Technologie stetig weiterentwickelt. Moderne Insulinpumpen sind klein, leicht, bis zu einem gewissen Maß wasserdicht und benutzerfreundlich.

Eine Sonderform der Insulinpumpentherapie ist jene über einen ins Bauchfell implantierten Katheter für Menschen mit einer massiven Insulinresistenz. Weltweit kommt diese Technik jedoch nur bei rund 500 MmD zur Anwendung [38].

2.2 Smartpens

Smartpens (intelligente Insulinpens) sind wiederverwendbare Hilfsmittel zur Injektion von Insulin. Dieses wird in Patronenform eingesetzt. Im Unterschied zu herkömmlichen Insulinpens besitzen Smartpens eine auslesbare Speichereinheit für Daten sowie zumeist ein Display. Die Geräte speichern die jeweilige Dosis und den Zeitpunkt der Insulingaben. Auf dem deutschen Markt verfügbar sind zurzeit (Stand 01/2025) die Pens NovoPen 6 und NovoPen Echo Plus der Fa. NovoNordisk, der Esysta-Pen der gleichnamigen Firma sowie der InPen der Fa. Medtronic. Der Pen pendiq 2.0 der Firma Pendiq ist nicht mehr lieferbar, ein Nachfolgemodell steht aus [30].

Die beiden Firmen Eli Lilly (Tempo Smart Button) und Sanofi (SoloSmart) haben intelligente Pen-Kappen für ihre jeweiligen Insulinpens, welche ähnliche Funktionen wie die echten Smartpens aufweisen, entwickelt und zeitweise vertrieben. Sie werden auf die jeweiligen Pens aufgesetzt und können sowohl mit Einmal- als auch mit Mehrfachpens verwendet werden. Allerdings sind beide Kappen nicht mehr verfügbar.

Die Smartpens bzw. smarten Penkappen bieten den Nutzer*innen Dosisempfehlungen und Erinnerungen an die Insulingaben. Sie übernehmen die Dokumentation der verabreichten Insulindosen und ihres Zeitpunkts. Durch die

Kompatibilität mit Glukosemesssystemen können sowohl die Insulingaben als auch die erhobenen Glukosewerte visuell aufbereitet und gut nachvollziehbar präsentiert werden. Dies kann – je nach System – per App und auch per Onlineportal erfolgen.

Smartpens bzw. smarte Penkappen finden allerdings noch eine geringe Verbreitung. Eine Überlegenheit gegenüber den herkömmlichen Pens ist bisher nicht eindeutig in klinischen Studien gezeigt worden. Die Nichtverfügbarkeit einiger Smartpens in Deutschland sowie die eingeschränkte Kompatibilität mit Blutzuckermessgeräten und CGM-Systemen stellen bisher ein großes Hindernis für die Verbreitung und Akzeptanz dar. Nicht wiederaufladbare Smartpens können nach Aufbrauchen der Batterie zudem nur noch als normale Insulinpens ohne die zusätzlichen Funktionalitäten genutzt werden.

2.3 Insulinpumpen

2.3.1 Definition und Funktionsweise

Eine Insulinpumpe ist ein System zur mehr oder weniger kontinuierlichen Zufuhr von Insulin über einen im Unterhautfettgewebe eingestochenen Katheter aus Stahl oder Kunststoff. Diese müssen nach zwei bis sieben Tagen gewechselt werden. Dennoch wird dadurch das mehrmals tägliche Injizieren von Insulin mittels Pens überflüssig. Die Pumpen werden je nach Modell entweder über die Pumpe selbst, ein Mobilteil/Handheld oder eine App bedient.

Jede Insulinpumpe besteht aus einem fest verbauten oder wechselbaren Insulinreservoir und einer mechanischen Kolbenpumpe. Klassische Insulinpumpen geben das Insulin über einen sichtbaren Kunststoffschlauch ab und werden z. B. am Gürtel, BH oder in einer Tasche getragen. Schlauchlose „Patch-Pumpen" werden unmittelbar auf der Haut befestigt und haben keinen oder einen nur sehr kurzen sichtbaren Schlauch (Abb. 2.1). Es gibt keine öffentlich zugänglichen Daten über die Verbreitung der Insulinpumpentherapie in Deutschland. Sie ist jedoch mittlerweile Standard in der Kinderheilkunde, sodass die meisten Kinder aktuell Insulinpumpen verwenden, häufig als Bestandteil von Systemen zur automatisierten Insulinzufuhr [18] (Kap. 4). Es ist davon auszugehen, dass rund 30 % der erwachsenen Menschen mit Typ 1 Diabetes mellitus und nur wenige mit Typ 2 eine Insulinpumpe nutzen [20].

Im Unterschied zur Therapie mit Insulinpens (ICT) wird bei der Pumpentherapie (CSII) nur ein schnellwirksames Insulin verwendet. Die Pumpe gibt dieses in

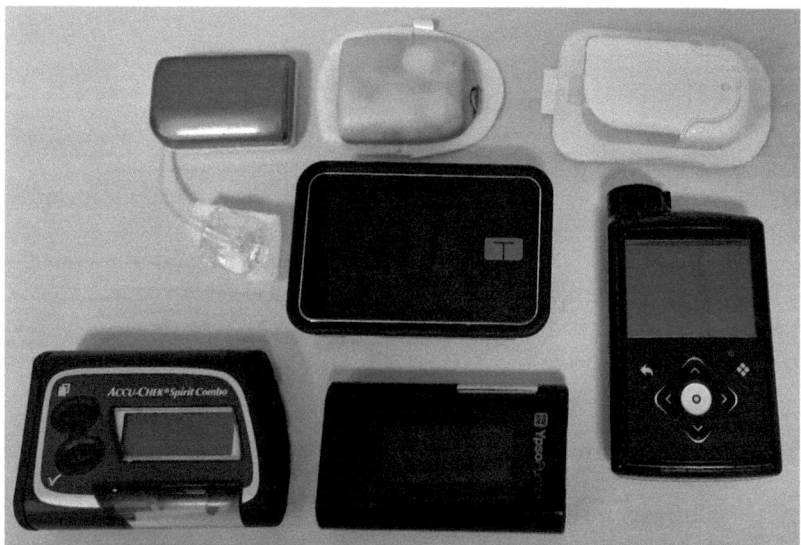

Abb. 2.1 Insulinpumpen. Abgebildet sind einige ältere und aktuelle Insulinpumpen. Obere Reihe: Patchpumpen mit kurzem bzw. ohne Schlauch. Mitte und untere Reihe: Klassische Schlauchpumpen

regelmäßigen Abständen ins Unterhautfettgewebe ab. Die Menge des abzugebenden Insulins kann je nach Pumpenmodell pro Viertel-, halber bzw. ganzer Stunde in Schritten ab 0,02 IE einprogrammiert werden. Damit wird der Insulinbedarf der Nutzer*in über den gesamten Tag möglichst passgenau abgebildet. Durch diese sogenannte „Basalrate" wird der Insulinbedarf während der Nacht und zwischen den Mahlzeiten abgedeckt (Abb. 2.2). Dies entspricht der Wirkung, die sonst bei der ICT durch das Verzögerungs- bzw. Basalinsulin erreicht wird. Es können verschiedene solcher Basalraten einprogrammiert werden, um einen variablen Insulinbedarf durch z. B. Krankheit, Zyklus, Schichtdienst oder Schwangerschaft abzubilden. Die Dosis der verwendete Basalrate kann auch zeitweise erhöht oder abgesenkt werden, z. B. beim Sport.

Die Insulinpumpe muss manuell bedient werden, um Insulin zu den Mahlzeiten oder zum Absenken hoher Glukosewerten zwischen den Mahlzeiten abzugeben. Eine solche Insulingabe bezeichnet man als Bolus. Ein Bolusrechner unterstützt die Nutzer*innen bei der Dosisauswahl. Dafür werden üblicherweise

2.3 Insulinpumpen

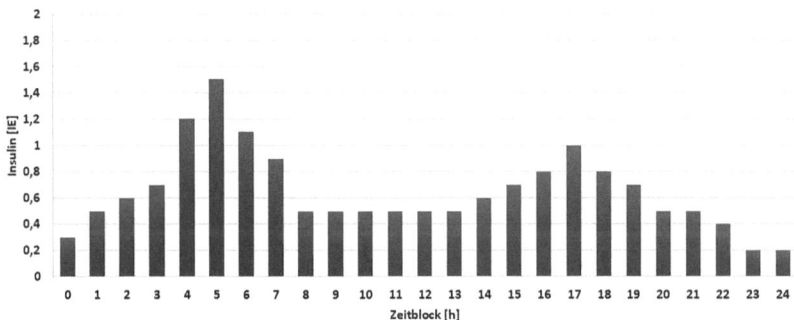

Abb. 2.2 Beispiel einer Basalrate. In diesem Beispiel wurde die abzugebende Insulindosis stündlich festgelegt. Sie berücksichtigt den höheren Insulinbedarf früh morgens und abends sowie den niedrigeren mittags und mitternachts. In diesem Fall werden von 00:00 bis 01:00 Uhr 0,3 IE Insulin abgegeben, von 01:00 bis 02:00 Uhr 0,5 IE, von 02:00 bis 03:00 Uhr 0,6 IE usw.

die aufgenommene Kohlenhydratmenge und der aktuell gemessene Glukosewert eingegeben. Um verschiedene Mahlzeitenarten (z. B. schnellwirksame/ langwirksame Kohlenhydrate, Mahlzeiten mit hohem Fett- und Protein-Anteil oder längeres Brunchen) abzudecken, kann eine Insulinpumpe die errechnete Insulindosis unmittelbar, über mehrere Stunden verteilt oder entsprechend anteilig abgeben (Abb. 2.3). Damit wird eine bedarfsgerechtere Insulinversorgung im Rahmen von Mahlzeiten ermöglicht.

Die Insulinpumpen alarmieren die Nutzer*innen im Falle von leeren Insulinreservoiren und zu wechselnden oder verstopften Schläuchen und Kathetern. Das Reservoir wird eigenständig befüllt bzw. alle drei bis sieben Tage (je nach Modell) gewechselt. Eine Übersicht über einige aktuell (01/2025) verfügbare Insulinpumpen gibt Tab. 2.1.

2.3.2 Indikationen

Bei Erwachsenen wird eine Insulinpumpentherapie beispielsweise aus folgenden Gründen begonnen:

- „Dawn-Phänomen": Der frühmorgendliche Blutglukoseanstieg aufgrund der Ausschüttung von Hormonen wie Wachstumshormon und Cortisol. Dieser kann auch mit modernen Langzeitinsulinen häufig nur unzureichend beherrscht

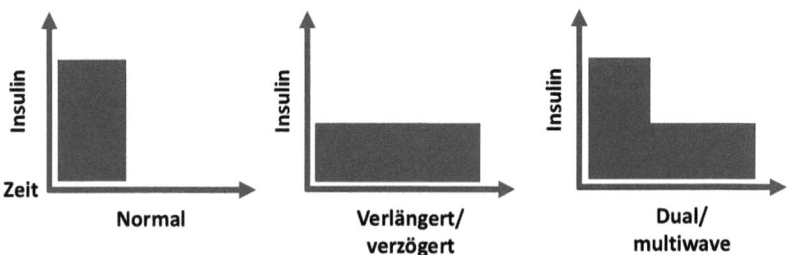

Abb. 2.3 Bolusarten. Um verschiedene Mahlzeiten möglichst bedarfsgerecht mit Insulin abzudecken, kann die Insulinpumpe verschiedene Bolusarten abgeben. Der klassische Bolus gibt das benötigte Insulin auf einmal ab und entspricht damit der Verabreichung des Mahlzeiteninsulins bei der ICT. Der verlängerte oder verzögerte Bolus gibt das Insulin über einen längeren Zeitraum ab („Pizzabolus"). Der duale bzw. multiwave-Bolus gibt einen Teil des Insulins sofort und den Rest verzögert ab.

werden, mit der frei programmierbaren Basalrate einer Insulinpumpe hingegen schon.
- Hypoglykämiewahrnehmungsstörung / häufige Hypoglykämien (Unterzuckerungen)
- Unzureichende Regulation der Stoffwechsellage unter ICT / Nichterreichen der Therapieziele
- Geringe Insulindosis / hohe Insulinempfindlichkeit, die sich mittels ICT nicht abbilden lässt
- Diabetesbedingte Folgeerkrankungen (Abschn. 1.2)
- Vorbereitung auf eine bzw. eingetretene Schwangerschaft
- Berufliche Gründe (z. B. Schichtdienst)

2.3.3 Voraussetzungen

Die Voraussetzungen für die sichere Anwendung einer CSII unterscheiden sich nicht wesentlich von jenen für die Nutzung eines AID-Systems und werden daher in Abschn. 4.2 erläutert.

2.3 Insulinpumpen

Tab. 2.1 Übersicht über einige aktuell verwendete Insulinpumpen.

Pumpe	Accu-Chek Solo	Dana-i	Kaleido	Minimed 780G	mylife YpsoPump	Omnipod DASH	T:slim X2
Art	Patch	Schlauch	Patch mit Schlauch	Schlauch	Schlauch	Patch	Schlauch
Hersteller	Roche	IME-DC	ViCentra	Medtronic	Ypsomed	Insulet	VitalAire
Zulassung (Alter-Jahre)	Ab 2	Ab 0	Ab 18	Ab 7	Ab 1	Ab 0	Ab 6
Insulin	80/200 IE	300 IE	200 IE	180/300 IE	160 IE	85/200 IE	300 IE
Bedienung	Mobilteil	App	Mobilteil	Pumpe	App	Mobilteil	Pumpe

2.3.4 Vorteile

Das Verwenden einer Insulinpumpe simuliert die natürliche Ausschüttung des Insulins einer gesunden Bauchspeicheldrüse besser als eine ICT. Damit lässt sich zumeist eine besser regulierte Stoffwechsellage erreichen, der Insulinbedarf senken und Hypoglykämien reduzieren. Insgesamt kann die Insulintherapie exakter dosiert und an die individuellen Bedürfnisse angepasst werden. Dies trifft vor allem auf Personen mit sehr geringem Insulinbedarf und hoher Insulinempfindlichkeit zu, z. B. Kinder und Jugendliche. Die Insulinpumpentherapie ermöglicht insgesamt eine größere Flexibilität im Alltag [37].

2.3.5 Limitationen und Nachteile

Da sich bei einer Insulinpumpentherapie kein großes Insulindepot im Unterhautfettgewebe bildet, ist der Körper im Falle einer Unterbrechung der kontinuierlichen Zufuhr nach kurzer Zeit ohne Insulin. Eine schwere Stoffwechselentgleisung kann sich so innerhalb weniger Stunden einstellen. Dies kann beispielsweise passieren, wenn Katheter sich lösen, verstopfen, abknicken oder das Insulinreservoir nicht rechtzeitig wiederaufgefüllt wird. Es kann zu Infektionen an der Einstichstelle und zu Hautreizungen und allergischen Reaktionen auf die Klebepflaster kommen. Manche MmD empfinden das dauerhafte Tragen eines technischen Geräts am Körper als störend oder lästig bzw. als nicht kompatibel mit ihrem Alltag, z. B. bei Kontaktsportarten. Teilweise gibt es Vorbehalte gegen die Technik. Zudem ist die Insulinpumpentherapie teurer als jene mit Insulinpens.

Glukosemessung 3

Dieses Kapitel basiert zum Teil auf dem Beitrag „Kontinuierliche Gewebe-Glukosemessung und ambulantes Glukoseprofil (AGP)" aus dem Buch „Funktionsdiagnostik in Endokrinologie, Diabetologie und Stoffwechsel, 5. Auflage" [48].

3.1 Historie

Bis zum Beginn des 20. Jahrhunderts wurde die Glukose aufwendig im Urin oder in größeren Blutproben gemessen, bevor in den 1970er Jahren erste Blutzuckermessgeräte zur Anwendung in ärztlichen Praxen verfügbar waren. Bis dahin erfolgten nur gelegentlich Messungen der Glukosewerte, was heute unvorstellbar ist. Erst in den 1980er Jahren wurden tragbare Blutzuckermessgeräte für die Selbstmessung durch MmD verfügbar [13]. Solche Geräte stellen heute die medizinische Grund- und Standardversorgung dar. Die mittlerweile sehr handlichen und zuverlässigen Geräte erlauben die Bestimmung der Glukose in kapillären Blutproben. Für diese blutige Messung wird ein Messstreifen in das Blutzuckermessgerät eingeführt. Die MmD stechen dann mit einer Stechhilfe und einer Lanzette in die Fingerkuppe. Der Blutstropfen wird vom Messstreifen aufgesaugt, und das Gerät zeigt nach wenigen Sekunden den aktuellen Blutglukosewert in mg/dl oder mmol/l an (Abb. 3.1).

In den 1990er Jahren kamen die ersten Glukosesensoren auf. Diese Sensoren messen kontinuierlich die Glukosekonzentration (continuous glucose monitoring; CGM) im Unterhautfettgewebe. Anfangs waren diese Systeme noch „verblindet", sodass die betroffenen Personen ihre Werte selbst nicht sehen konnten.

© Der/die Autor(en), exklusiv lizenziert an Springer-Verlag GmbH, DE, ein Teil von Springer Nature 2025
S. Petry, *Neue Technologien und digitale Anwendungen in der Diabetestherapie*, essentials, https://doi.org/10.1007/978-3-662-70953-5_3

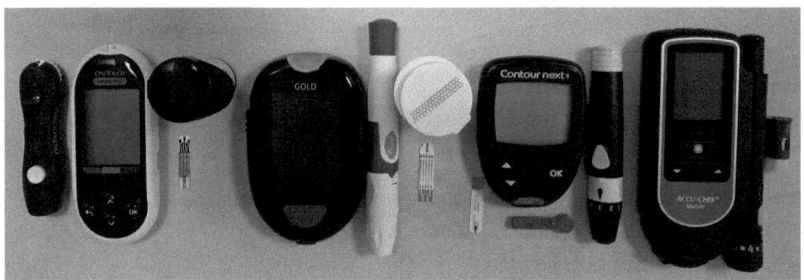

Abb. 3.1 Blutzuckermessgeräte. Abgebildet sind einige Blutzuckermessgeräte mit Stechhilfen, Messstreifen samt Aufbewahrungsdose und Lanzetten.

Heutzutage zeigen die Geräte den MmD ihre Glukosewerte in Echtzeit an. Die großflächige Verbreitung der CGM-Systeme begann in den 2010er Jahren.

Der Standardparameter zur Beurteilung der diabetischen Stoffwechsellage ist der HbA1c-Wert. Dieser gibt die Menge des glykosylierten Hämoglobins (des durch die Blutglukose veränderten roten Blutfarbstoffs) an. Der in % oder mmol/mol angegebene Wert liegt bei Menschen ohne Diabetes in der Regel bei <5,7 %/39 mmol/l. Für die meisten MmD wird unter Therapie ein HbA1c-Zielwert von <7 %/53 mmol/mol empfohlen. Je nach individueller Situation kann aber auch ein höherer oder niedrigerer Zielwert festgelegt werden. Mit den Glukosesensoren sind neue Parameter entstanden, vor allem die Zeit im Zielbereich (time in range; TIR). Diese gibt an, wie lange sich die Gewebeglukose im Zielbereich befindet (Abschn. 3.3).

3.2 CGM – Kontinuierliche Gewebeglukosemessung

3.2.1 Definition und Funktionsweise

Glukosesensoren dienen der kontinuierlichen Messung der Gewebeglukosekonzentration. Die meisten CGM-Systeme bestehen aus dem eigentlichen Glukosesensor und einem Transmitter. Einige der CGM-Systeme besitzen keinen separaten Transmitter. Dieser ist mit dem Sensor in einer kleinen Plastikscheibe integriert, von wo aus die Daten an ein Smartphone oder ein anderes Empfangsgerät gesendet werden.

3.2 CGM – Kontinuierliche Gewebeglukosemessung

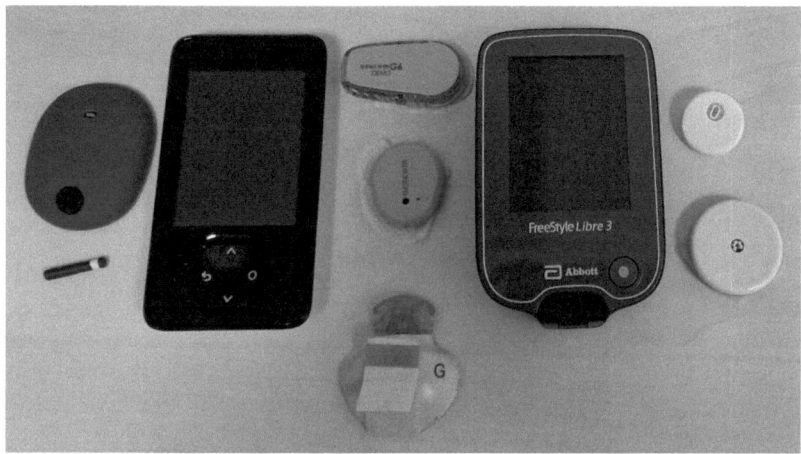

Abb. 3.2 CGM-Systeme. Abgebildet sind verschiedene Sensoren mit ihren Transmittern sowie zwei Lesegeräte verschiedener Hersteller

Die Spitze des Sensors liegt jeweils im Unterhautfettgewebe und erfasst dort in kurzen Abständen, zumeist minütlich bis alle fünf Minuten, die Gewebeglukose und sendet gemittelte Werte über den Transmitter an ein Endgerät. Letzteres kann ein herstellereigenes Lesegerät/Mobilteil/Handheld oder ein smartes Endgerät (Smartphone, -watch) sein (Abb. 3.2). Das gesamte CGM-System ist in der Lage, die Gewebeglukose nicht nur durchgehend zu messen, sondern auch zu visualisieren [23].

Die meisten Glukosesensoren werden vor der Verwendung mit einer speziellen Setzhilfe eigenständig gesetzt. Dabei wird der dünne Messfühler des Sensors mit einer wenige Millimeter langen Nadel senkrecht durch die Haut gestochen. Diese Nadel bleibt nicht im Körper sondern wird mit der Setzhilfe entsorgt. In der Regel wird der Sensor an der Rückseite eines Oberarms getragen. Je nach Hersteller sind andere Lokalisationen möglich, z. B. am Bauch. Ein Modell wird nach einer örtlichen Betäubung und einem kleinen Hautschnitt durch eine Ärzt*in ins Unterhautfettgewebe des Oberarms implantiert. Der Transmitter wird in diesem Fall auf die darüberliegende Haut geklebt. Nach dem Setzen bzw. der Implantation müssen die Sensoren aktiviert und mit dem Lesegerät bzw. Smartphone gekoppelt werden. Dies funktioniert über die mitgelieferte Software im Lesegerät bzw. der entsprechenden Smartphone-App. Nach einer Initialisierungsphase beginnt die kontinuierliche Datenübertragung automatisch. Die Sensoren funktionieren je

Tab. 3.1 Übersicht über einige aktuell verfügbare CGM-Sensoren.

Sensor	Dexcom G6/G7	Eversense E3	FreeStyle Libre 3 (Plus)	Simplera
Hersteller	Dexcom	Ascensia	Abbott	Medtronic
Zulassungsalter	Ab 2	Ab 18	Ab 4 (2)	Ab 2
Tragedauer	10 Tage	180 Tage (implantiert)	14 (15) Tage	7 Tage

nach System für bis zu 15 Tage, bevor sie ersetzt werden müssen. Der implantierbare Sensor kann für 180 Tage angewendet werden, bevor er ausgetauscht werden muss.

Die Messgenauigkeit moderner CGM-Systeme reicht an jene der blutigen Messung heran. Einige Systeme benötigen regelmäßige Kalibrierungen anhand von Blutglukosewerten, andere bieten die Möglichkeit einer Kalibrierung an und einige sind nicht kalibrierbar. Eine blutige Messung wird darüber hinaus im Falle unplausibler CGM-Werte, einer Diskrepanz zum subjektiven Empfinden (z. B. bei V. a. eine Hypoglykämie) oder für gelegentliche Vergleichsmessungen benötigt, z. B. nach Aktivierung eines neuen Sensors [49].

Während der Nutzung wird die aktuelle Gewebeglukosekonzentration in Echtzeit als Zahlenwert auf dem Empfänger bzw. in der App angezeigt. Zudem erscheint eine Verlaufskurve der letzten Stunden. Der voraussichtliche Glukoseverlauf wird zudem über Trendpfeile dargestellt. Diese zeigen den zu erwartenden Trend (Glukosekonzentration fallend, steigend, stabil) an. Je nach Hersteller kommen hier auch doppelte, dreifache oder schräge Pfeile zur Anwendung. Die CGM-Systeme alarmieren die Nutzer*innen durch verschiedene Alarme und Warnsignale, z. B. beim Über- oder Unterschreiten von festgelegten Grenzwerten. Diese Sicherheitsmechanismen helfen dabei, vor allem schwere Hypoglykämien aber auch Hyperglykämien zu vermeiden. Eine Übersicht über einige aktuell (01/2025) verfügbare CGM-Systeme gibt Tab. 3.1.

3.2.2 Indikationen

Eine Verordnung zulasten der gesetzlichen Krankenversicherung ist bei Anwendung einer ICT oder CSII möglich. Im Sinne der Verordnung wird eine Dosierung

3.2 CGM – Kontinuierliche Gewebeglukosemessung

des Insulins nach dem Glukosewert vor der Mahlzeit und der Menge der aufgenommenen Kohlenhydrate gefordert. Die Verordnung muss durch Fachärzt*innen mit diabetologischer Qualifikation erfolgen [26].
Klassische Verordnungsindikationen sind [49]:

- Hypoglykämiewahrnehmungsstörung/häufige Hypoglykämien (Unterzuckerungen)
- Unzureichende Regulation der Stoffwechsellage/Nichterreichen der Therapieziele
- die Nutzung mit einer kompatiblen Insulinpumpe (Abschn. 2.3) als Bestandteil eines AID-Systems (Kap. 4)
- Diabetesbedingte Folgeerkrankungen (Abschn. 1.2)
- Vorbereitung auf eine bzw. eingetretene Schwangerschaft mit ICT/CSII
- Berufliche Gründe (z. B. Schichtdienst)
- Kinder und Jugendliche mit Therapieaufwand, der über jenen von Erwachsenen hinaus geht

Mittlerweile erstatten einige Kostenträger die zumindest temporäre Nutzung von CGM auch für Menschen mit Typ 2 Diabetes mit Basalinsulintherapie. Es konnte gezeigt werden, dass auch sie von der kontinuierlichen Messung ihrer Glukosewerte profitieren.

3.2.3 Voraussetzungen

Prinzipiell kann jeder MmD ein CGM-Gerät nutzen. Es gibt keine absolute Kontraindikation. In manchen Situationen ist jedoch ein sorgfältiges Abwägen notwendig, ob die Person von einem CGM-System profitiert oder gar belastet wird (relative Kontraindikationen). Hierzu zählen beispielsweise:

- Alkohol- bzw. Drogenmissbrauch
- fehlendes Vertrauen oder gar Angst vor dem technischen System
- fehlende Motivation zur Steigerung des Therapieaufwands
- fehlende Therapietreue
- ausgeprägte psychologische oder psychiatrische Probleme wie z. B. Psychosen oder Essstörungen [22]

Generell wird vorausgesetzt, dass die blutige Messung der Glukose beherrscht wird, bevor ein CGM-System zur Anwendung kommt (Ausnahme: Kinder).

Neben der technischen Einweisung sollte auch eine Schulung in der optimalen Nutzung eines CGM-Systems erfolgen. Auch die Diabetes-Teams benötigen eine Einweisung in die Technik und die Datenauswertung.

3.2.4 Vorteile

CGM-Systeme gestatten es, nahezu in Echtzeit auf Veränderungen der Glukosekonzentration zu reagieren. So kann die Stoffwechsellage verbessert und v. a. Hypoglykämien vermieden werden. CGM sorgt für Flexibilität und Sicherheit im Alltag. Viele Anwender*innen schätzen zudem das diskrete Messen der Glukose und die Reduktion der schmerzhaften blutigen Messungen. So kann die Lebensqualität von MmD deutlich verbessert werden.

3.2.5 Limitationen und Nachteile

Die Anwendung der Glukosesensoren ist in den allermeisten Fällen sehr gut und nebenwirkungsarm möglich. Einige MmD leiden allerdings analog zu den Insulinpumpen unter lokalen Nebenwirkungen durch Hautreizungen oder allergischen Reaktionen auf die Pflaster oder das Kunststoffmaterial.

In manchen Fällen führt die Flut der in Echtzeit verfügbaren Glukosewerte und Alarme zu einer mentalen Überforderung der Nutzer*innen. Dies kann auch zu einer Übertherapie führen, wenn z. B. Alarme zu frühe oder gänzlich unnötige Therapieanpassungen nach sich ziehen.

Um eine sichere Anwendung zu ermöglichen, muss der Glukosesensor an einer geeigneten, vom Hersteller empfohlenen Stelle angebracht werden. Er muss frei von Druck und Scherkräften sein, z. B. verursacht durch einen Gürtel. Hitze, Druck und Feuchtigkeit können zum Ablösen des Sensors führen und mitunter Fehlmessungen verursachen.

Darüber hinaus gibt es teilweise herstellerspezifische Störfaktoren, welche die Funktion bzw. die Messgenauigkeit des Sensors beeinträchtigen können (z. B. Vitamin C, Paracetamol, helles Licht). Am ersten Tag nach der Sensorneuanlage und auch kurz vor Ende seiner Laufzeit kann es zu teils deutlichen Abweichungen bei der Messgenauigkeit kommen, sodass ggf. blutige Parallelmessungen erfolgen sollten [49].

Diesbezüglich ist zu beachten, dass die Glukosewerte im Unterhautfettgewebe und im Blut im Falle einer stabilen Stoffwechsellage ohne relevantes Ansteigen oder Abfallen der Blutglukosekonzentration übereinstimmen. Veränderungen der Blutglukosekonzentration schlagen sich jedoch verzögert in der gemessenen Gewebeglukose nieder. Diese als „lag time" bezeichnete Verzögerung ist sowohl technisch bedingt als auch physiologisch erklärbar, da die Glukose für die Diffusion vom Blut ins Gewebe Zeit benötigt [3]. Sie beträgt zumeist ca. 10–15 min, kann in einzelnen Fällen jedoch auch 20 min und mehr betragen [50, 58]. Konkret bedeutet dies, dass die vom CGM-Sensor gemessenen Gewebeglukosewerte im Falle einer rasch ansteigenden Blutglukose niedriger, im Falle einer schnell abfallenden Blutglukose höher als die Blutglukosekonzentration sind [5]. Dieser Aspekt muss den Nutzer*innen im Rahmen der technischen Einweisung und Schulung vermittelt werden, um Unsicherheit, Fehlkalibrierungen und Insulinfehldosierungen zu vermeiden.

3.3 Interpretation der CGM-Daten

Durch die kontinuierliche Glukosemessung entsteht eine Fülle an Daten, welche MmD selbst betrachten und interpretieren, aber auch ihren Diabetes-Teams zur Verfügung stellen können. Die Hersteller bieten verschiedene telemedizinische Lösungen an, welche die Datenübertragung in Cloudsysteme ermöglichen. Diese Daten können für Telefon- oder Videosprechstunden genutzt werden oder an andere Menschen weiterleiten, was z. B. für die Betreuung von Kindern und Menschen mit Einschränkungen hilfreich sein kann.

Basierend auf den CGM-Daten können Probleme im Diabetesmanagement effektiv identifiziert und gezielt therapeutisch adressiert werden. Die Aufbereitung und Visualisierung der Daten erfolgt unter Verwendung spezieller Algorithmen im sogenannten „ambulanten Glukoseprofil" (AGP, Abb. 3.3). Aus den Daten ergibt sich eine Vielzahl an neuen Parametern zur detaillierten Beschreibung der Stoffwechsellage [48] (Tab. 3.2). Diese eignen sich vor allem für die Beurteilung der jüngeren Vergangenheit und die Schwankungen der Glukosekonzentration. Der HbA1c-Wert ist hingegen eine Art Mittelwert der letzten ca. 120 Tage. Der Glukose-Management-Indikator (GMI), eine Art errechnetes Gegenstück zum HbA1c-Wert, stimmt meistens gut mit dem laborchemisch gemessenen Parameter überein.

Am wichtigsten sind der Glukosemittelwert und die Zeit mit Glukosewerten im Zielbereich sowie darunter (Hypoglykämie) und darüber (Hyperglykämie). Internationale Expert*innen haben Grenz- und Zielwerte für diese Parameter erarbeitet [6]. Generell sollten die Glukosewerte mindestens 70 % der Zeit im Zielbereich von 70–180 mg/dl (3,9–10 mmol/l) liegen. In manchen Situationen gelten andere Ziele (Abb. 3.4). Anzumerken ist hier, dass diese zwar in der alltäglichen

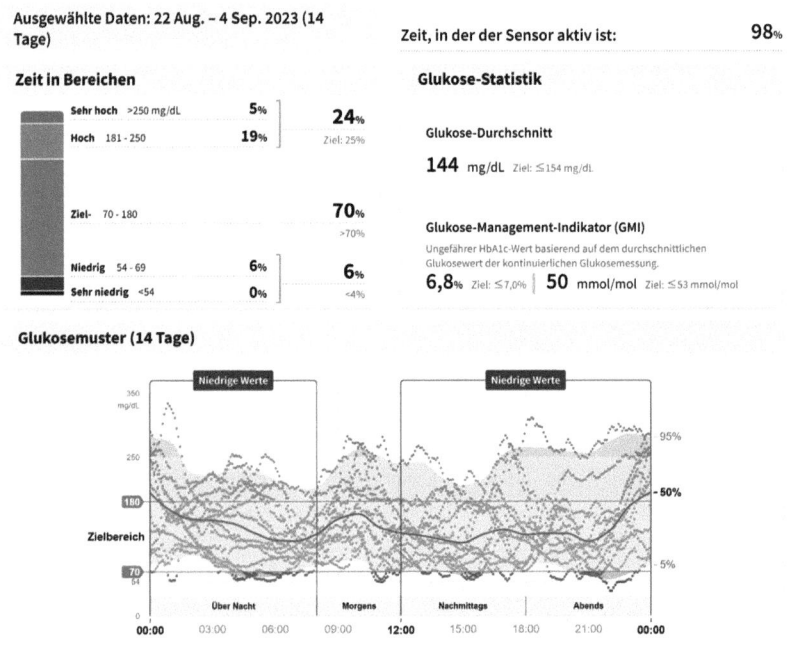

Abb. 3.3 **Beispiel eines ambulanten Glukoseprofils.** Dargestellt ist die Zeit im, über und unter dem Zielbereich, die aktive Sensorzeit, der Glukosedurchschnitt, der Glukose-Management-Indikator (GMI) sowie die Mediankurve mit farblicher Hervorhebung der Glukosebereiche und der 5 % sowie 95 %-Perzentile. Aus [48].

Praxis anerkannt sind, sie aber noch nicht ausreichend durch wissenschaftliche Untersuchungen belegt worden sind. Neben der manuellen Beurteilung der genannten Kriterien werden die Diabetes-Teams teilweise auch durch Software unterstützt. Diese erkennt automatisch Muster in den Glukoseverläufen und gibt Empfehlungen zur Therapieanpassung [7, 24, 53].

Tab. 3.2 Ziel-Parameter des CGM und AGP-Bericht (nach [48]).

Parameter	Beschreibung
Time in Range (TIR, Zeit im Zielbereich) [%]	Prozentsatz der Zeit, in welcher die Glukosewerte im Zielbereich liegen
Time above Range (TAR, Zeit über dem Zielbereich) [%]	Prozentsatz der Zeit, in welcher die Glukosewerte über dem Zielbereich liegen
Time below Range (TBR, Zeit unter dem Zielbereich) [%]	Prozentsatz der Zeit, in welcher die Glukosewerte unter dem Zielbereich liegen
Glukosemittelwert [mg/dl]	Durchschnitt aller erhobenen Glukosewerte im gewählten Intervall
Glukose-Management-Indikator (GMI) [%]	Rechnerische Annäherung an den HbA1c-Wert anhand der erhobenen Glukosewerte GMI (%) = 3,31 + 0,02392 × mittlere Glukose in mg/dl [8]
Glukose-Variabilität (GV) [%]	Variationskoeffizient der mittleren Glukosekonzentration (%GV) GV = Standardabweichung der Glukose/ mittlere Glukose in mg/dl × 100 [39] Zielwert <36 %
Hypoglykämien	Frequenz, Dauer, Tiefe, Periodizität (= Häufung zu bestimmten Zeiten)
Trend-Pfeile	Graphische Information, ob ein abfallender, steigender oder gleichbleibender Trend der Glukosewerte vorliegt (je nach CGM-System): Schneller Anstieg: > + 2–3 mg/dl/min Anstieg: + 1–2 mg/dl/min Geringe Änderung: < ± 1 mg/dl/min Abfallen: - 1–2 mg/dl/min Schnelles Abfallen: > - 2–3 mg/dl/min

(Fortsetzung)

Tab. 3.2 (Fortsetzung)

Datenqualität	Sensortragedauer (Empfehlung: 14 Tage) und Prozentsatz der aktiven Sensorzeit (Empfehlung: >70 %)
Ambulantes Glukoseprofil (AGP)	Das ambulante Glukoseprofil ist eine übersichtliche Zusammenfassung aller aufgeführten Parameter. Die Glukosedaten eines festgelegten Zeitraums werden mithilfe eines Algorithmus aufbereitet und graphisch dargestellt. Es entsteht eine Verlaufskurve über 24 h mit farbcodierten Räumen für Abweichungen vom Zielwert, Median-Linie (unbeeinflusst von einzelnen Ausreißern), und Perzentilen als Indikator der Streuung. Das AGP erlaubt eine strukturierte und systematische Beurteilung der diabetischen Stoffwechsellage (Abb. 3.3)

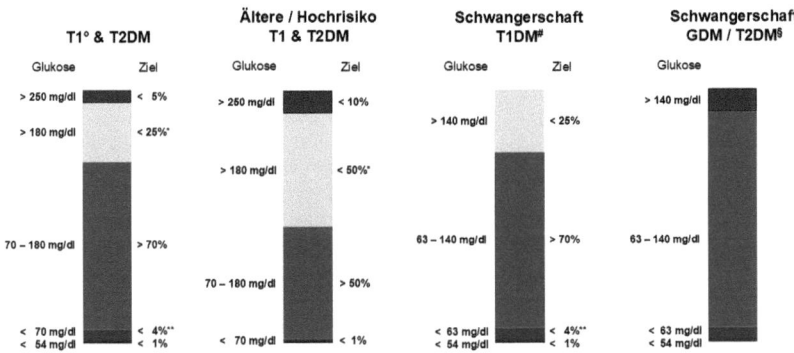

* Bei jungen Patienten < 25 Jahre: Falls das HbA1c-Ziel < 7,5% ist, TIR-Ziel auf ca. 60% setzen
\# Begrenzte Evidenz für die Zeiten in den Bereichen
§ Sehr begrenzte Evidenz für die Zeiten in den Bereichen, daher keine Zielangaben
* Inkl. Werte > 250 mg/dl
** Inkl. Werte < 54 mg/dl

Abb. 3.4 Empfohlene Zielbereiche für verschiedene MmD. Dargestellt sind die empfohlenen Zielbereiche für Menschen mit Typ 1 und 2 Diabetes mellitus, ältere Menschen und/oder solche mit hohem Hypoglykämierisiko und Schwangere mit Typ 1 Diabetes. Für Frauen mit Schwangerschaftsdiabetes oder Typ 2 Diabetes mellitus und Schwangerschaft gibt es wegen der geringen Datenbasis bisher keine Empfehlung. Angepasst nach [6]. T1 & T2DM: Typ 1 & 2 Diabetes mellitus, GDM: Gestationsdiabetes mellitus.

4 AID-Systeme

Eine besondere Rolle kommt den CGM-Systemen in Verbindung mit jeweils kompatiblen Insulinpumpen bei den sogenannten Systemen zur automatisierten Insulinzufuhr (automated insulin delivery; AID) zu. Hier werden die erhobenen Glukosedaten algorithmenbasiert direkt in eine angepasste Insulinzufuhr der Insulinpumpe übersetzt. So wird die Insulintherapie weitestgehend ohne Zutun der MmD gesteuert [52] (Abb. 4.1).

4.1 Algorithmus

Im Zentrum eines AID-Systems steht der Algorithmus. Dieser empfängt die Glukosedaten vom Sensor, verarbeitet sie, und steuert die Insulinpumpe zur Insulinabgabe an. Der Algorithmus berücksichtigt zahlreiche Parameter. Einige sind fest vorgegeben, wie z. B. das Körpergewicht der Nutzer*innen. Andere werden dynamisch erhoben, wie z. B. die aktuelle Gewebeglukosekonzentration und die von den vorherigen Gaben noch wirksame Insulinmenge. Die Software läuft herstellerabhängig entweder direkt auf der Pumpe, auf einem separaten Steuergerät oder einem kompatiblen Smartphone. Zwei häufig verwendete Algorithmen sind der Proportional-Integral-Derivative (PID)-Algorithmus und der Model Predictive Control (MPC)-Algorithmus [54].

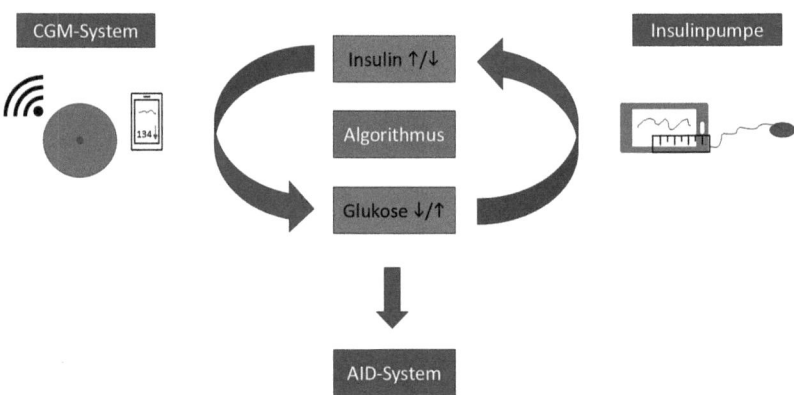

Abb. 4.1 Funktionsprinzip eines AID-Systems. Ein Glukosesensor übermittelt kontinuierlich erhobene Glukosedaten an ein Steuergerät, dessen Algorithmus die Insulinpumpe in Abhängigkeit des aktuellen Glukosewerts und des voraussichtlichen zukünftigen Glukoseverlaufs zur Anpassung der Insulindosis anweist. AID: automated insulin delivery, CGM: continuous glucose monitoring.

4.1.1 PID-Algorithmus

Der PID-Algorithmus nutzt drei unterschiedliche Phasen der Insulinabgabe und überlagert diese parallel, nämlich eine proportionale, integrale und derivative Phase. Die jeweiligen Anteile an der Insulinabgabe variieren je nach Diskrepanz zwischen Ist- und Sollglukosewert (Abb. 4.2). Der proportionale Anteil berücksichtigt die Differenz zwischen dem Ist- und dem Sollwert, die Insulinabgabe erfolgt proportional zur Glukosekonzentration. Diese Phase kommt zum Tragen, wenn die Differenz zwischen Ist- und Sollwert gering ist. Die integrale Phase ist proportional zur Differenz zwischen Ist- und Sollwert, und die derivative Phase richtet sich nach der Proportion der Glukoseänderung und wird benötigt, um große Differenzen zwischen Ist- und Sollwert auszugleichen. Der PID-Algorithmus ist aus der Regelungstechnik bekannt. Analog zur Glukose kann beispielsweise die Raumtemperatur bei einem Heizungsthermostat gesehen werden, wo der PID-Algorithmus auch genutzt wird. Der in AID-Systemen eines Herstellers verwendete SmartGuard-Algorithmus (Abschn. 4.2 und Tab. 4.1) basiert auf PID.

4.2 CGM-System und Insulinpumpe

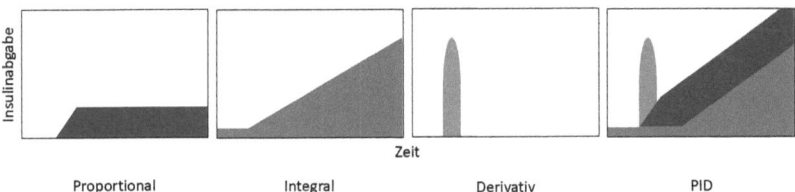

Abb. 4.2 PID-Algorithmus. Der PID-Algorithmus steuert die Insulinabgabe mittels drei überlagerter Phasen, welche die Differenz zwischen dem Ist-Glukosewert und dem Soll-Glukosewert (proportionale Phase), die Proportion zur Differenz (integrale Phase) und zur Änderung des Glukoseverlaufs (derivative Phase) berücksichtigen. Nach [54]. PID: Proportional-Integral-Derivative.

4.1.2 MPC-Algorithmus

Der MPC-Algorithmus simuliert den zukünftigen Glukoseverlauf anhand der Glukosedaten aus der Vergangenheit sowie dem aktuell wirksamen Insulin und ggf. aufgenommenen Kohlenhydraten. In festen Abständen wird so die notwendige Insulindosis als Funktion der Glukosekonzentration berechnet und fortlaufend dynamisch angepasst. Je nachdem, ob der prognostizierte Glukoseverlauf über, unter oder im Zielbereich liegt, wird mehr, weniger oder gleich viel Insulin abgegeben. Der MPC-Algorithmus kommt beispielsweise in Abstandstempomaten bei Automobilen zur Anwendung. Die in AID-Systemen verwendeten Algorithmen Control-IQ, CamAPS und DBLG1 (Abschn. 4.2 und Tab. 4.1) basieren auf MPC.

4.2 CGM-System und Insulinpumpe

Vor Beginn einer AID-Therapie sind verschiedene Dinge zu klären:

- Wie ist der Zulassungsstatus des gewünschten AID-Systems (z. B. Alter, Schwangerschaft)?
- Welche Erwartungen haben die betroffene Person sowie ihr Diabetes-Team an die AID-Therapie?
- Sind diese Erwartungen realistisch oder unrealistisch?
- Welches Therapieziel soll mit dem AID-System erreicht werden?
- Was muss die nutzende Person zur Therapie beitragen und ist sie in der Lage dazu?
- Welches AID-System ist am besten für die individuelle Situation geeignet?

Tab. 4.1 Übersicht über einige aktuell verfügbare AID-Systeme.

Algorithmus	CamAPS FX	Control-IQ	DBLG1	SmartAdjust	SmartGuard
Insulinpumpe	mylife YpsoPump	t:slim X2	Kaleido Dana-i Accu-Chek Insight	Omnipod 5	Minimed 780G
CGM	Dexcom G6 FreeStyle Libre 3 (Plus)	Dexcom G6 Dexcom G7	Dexcom G6	Dexcom G6	Guardian 4 Simplera Sync

Die Frage nach dem am besten geeigneten AID-System ist wesentlich, da das verordnete System in der Regel für mehrere Jahre verwendet wird. Aktuell sind auf dem deutschen Markt fünf Algorithmen verfügbar, die teils mit mehreren Insulinpumpen und Sensoren kombinierbar sind. Eine Übersicht über einige aktuell (01/2025) verfügbare AID-Systeme gibt Tab. 4.1.

Gemessen an den Eigenschaften und Möglichkeiten der AID-Systeme gibt es nur geringe Unterschiede. Alle sind in der Lage, Hypoglykämien zu vermeiden und die Zeit im Zielbereich sowie den HbA1c-Wert zu verbessern. Somit ist kein System dem anderen deutlich über- oder unterlegen. Unterschiede ergeben sich durch die verwendete Software, die Steuerung (App, Steuergerät, Pumpe) sowie die Menge des Insulins im Pumpenreservoir. Letztlich kommt es für die Nutzer*innen auch auf Design, Haptik und persönliche Präferenz von CGM-System und Insulinpumpe an. Hierbei ist auch die Frage entscheidend, ob eine klassische Schlauch- oder eine Patch-Pumpe verwendet werden soll. Der Zulassungsstatus (Alter, Schwangerschaft) muss berücksichtigt werden. Aktuell (01/2025) ist nur der CamAPS FX-Algorithmus für die Schwangerschaft zugelassen. Neben einer Schulung durch das Diabetes-Team ist zum Start auch eine technische Einweisung des MmD durch den jeweiligen Hersteller vonnöten.

Gemäß der jeweiligen Leitlinie soll der Einsatz eines AID-Systems Erwachsenen empfohlen werden, wenn die Therapieziele unter ICT/CSII trotz Verwendung eines CGM-Systems nicht erreicht werden [16]. Anders sieht es bei Kindern und Jugendlichen aus: Hier soll leitliniengerecht generell eine AID-Therapie angeboten werden, sofern sie oder ihre Bezugspersonen dazu in der Lage sind, die Therapie sicher umzusetzen [17].

Die Betroffenen müssen sich an ihr AID-System gewöhnen und mit den Einstellungen experimentieren, um z. B. Sport und andere Aktivitäten gut zu managen. Sie müssen lernen, wie sie sich im Falle des Ausfalls einer oder mehrerer Komponenten des AID-Systems verhalten sollen. Hierfür muss die manuelle Insulintherapie zuvor beherrscht werden (Ausnahme: Kinder).

4.3 Aktuelle technische Möglichkeiten

4.3.1 Sensorunterstützte Pumpentherapie (SuP)

Die einfachste Form der Nutzung von Insulinpumpe und CGM-System ist die SuP. Bei dieser Therapieform besteht keine direkte Kommunikation zwischen den beiden Geräten. Die MmD müssen manuell auf die Glukoseverläufe und Alarme reagieren und ihre Pumpe entsprechend selbstständig bedienen. Aufgrund der fehlenden Interaktion des CGM-Systems mit der Insulinpumpe können verschiedene Geräte beliebig miteinander kombiniert werden. Die Insulinpumpe muss in diesem Fall aber vollumfänglich programmiert werden (Basalrate(n) und Bolusrechner mit Kohlenhydrateinheit- und Korrekturfaktoren).

4.3.2 Automatische Hypoglykämieabschaltung (Low glucose suspend; LGS)

Diese Therapieoption war in Deutschland erstmals 2010 kommerziell verfügbar. Sie dient dazu, Hypoglykämien zu vermeiden bzw. ihre Intensität zu reduzieren. Sobald der per CGM gemessen Glukosewert eine definierte Schwelle unterschreitet, wird die Insulinzufuhr abgeschaltet. Das entsprechende System pausierte die Insulinzufuhr für maximal 120 min, bevor sie für vier Stunden wieder aufgenommen wird [14]. Die zeitlichen Limitationen stellten einen Sicherheitsmechanismus dar, welcher einen Insulinmangel mit schwerer Stoffwechselentgleisung (bis zur Ketoazidose) verhindern sollte. Auch mit der LGS-Funktion muss die Insulinpumpe mit den o.g. Daten programmiert werden.

4.3.3 Prädiktive Hypoglykämieabschaltung (predictive low glucose management; PLGM)

Die Weiterentwicklung der automatischen Hypoglykämieabschaltung unterbricht die Insulinzufuhr bereits, bevor eine Hypoglykämie eingetreten ist. Dies passiert, wenn der Algorithmus anhand der Entwicklung des Glukoseverlaufs davon ausgeht, dass die Gewebeglukose sich innerhalb der nächsten 30 min an die festgelegte Hypoglykämieschwelle annähern oder diese unterschreiten wird – je nach Hersteller. Auch hier gibt es Sicherheitsmechanismen, die die Wiederaufnahme der Insulinzufuhr nach einem gewissen Zeitfenster erzwingen.

4.3.4 Automatische Anpassung der Basalrate (Hybrid-AID)

Die zuvor genannten Techniken können lediglich die Insulinzufuhr unterbrechen. Sogenannte „Hybrid-AID"-Systeme sind in der Lage, die nahrungsunabhängige Insulinabgabe (Basalrate) dynamisch an die Glukosewerte des CGM-Systems anzupassen. Es ist weiterhin notwendig, manuell Mahlzeiten- und Korrekturinsulinboli abzugeben und für Aktivitäten wie Sport entsprechende Modi zu aktivieren. Aufgrund dieser Koexistenz von Automatisierung und manueller Steuerung spricht man von hybriden Systemen. Das erste AID-System dieser Art war ab 2019 in Deutschland verfügbar, mittlerweile gibt es verschiedene Anbieter.

Prinzipiell ist die Funktionsweise gleich: Die Basalrate wird wie bei der normalen Insulinpumpentherapie im System hinterlegt, passt sich dann aber dynamisch der aktuellen Gewebeglukosekonzentration an. Das System versucht so, den einprogrammierten Zielwert zu erreichen bzw. zu halten. Es gibt die Möglichkeit, diesen Zielwert temporär anzupassen, um z. B. sportliche Betätigung zu berücksichtigen [10]. Die Systeme bieten verschiedene Optionen zu Therapieanpassung bzw. fordern die Eingabe dieser Faktoren, wie z. B. die anzunehmende Wirkdauer des verwendeten Insulins oder das Körpergewicht der Nutzer*in. Auch gibt es Sicherheitsmechanismen, welche beispielsweise im Fall eines Sensorausfalls oder einer anhaltenden Hyperglykämie in einen Sicherheitsmodus mit der ursprünglich hinterlegten Basalrate ohne dynamische Anpassung wechseln.

4.3.5 Korrekturbolusgabe (Advanced Hybrid-AID)

Die aktuellen AID-Systeme können zusätzlich zur automatischen Regulation der Basalrate auch eigenständig kleine Insulinboli („Mikroboli") abgeben, um Anstiege der Glukosekonzentration besser zu behandeln. Somit bieten Advanced Hybrid-AID-Systeme ihren Nutzer*innen die Möglichkeit, das Diabetesmanagement weitestgehend an die Technik zu delegieren. Es ist aber nach wie vor notwendig, die Mahlzeitenboli auszulösen sowie sportliche Aktivitäten einzugeben.

Neuverordnungen von AID-Systemen erfolgen nur noch von Hybrid- und Advanced Hybrid-AID-Systemen. Einige MmD verwenden jedoch zurzeit noch ältere Systeme, welche lediglich eine Hypoglykämieabschaltung gewährleisten.

4.4 Vorteile

Mit einem AID-System kann der Glukosestoffwechsel weiter optimiert werden. Gemäß der aktuellen Studienlage kann der HbA1c-Wert damit absolut um 0,3–0,5 % abgesenkt, die Zeit im Zielbereich absolut um 9–16 % gesteigert und die Lebensqualität verbessert werden. Die Effekte sind vor allem nachts zu verzeichnen, wo diese Systeme ohne „Störungen" durch körperliche Aktivität und Nahrungsaufnahme normnahe Glukoseverläufe erreichen [45]. Insbesondere MmD mit unzureichend regulierter diabetischer Stoffwechsellage profitieren von AID. Es ist zu vermuten, wenn auch noch nicht durch Studien belegt, dass sich neben hyperglykämischen oder hypoglykämischen Stoffwechselentgleisungen auch diabetesbedingte Folgeerkrankungen (Abschn. 1.2) vermeiden lassen. Wie bei den CGM-Systemen können die im Rahmen des Diabetesmanagements entstehenden Daten (Glukoseverläufe, Insulingaben, etc.) cloudbasiert gespeichert und von den MmD und ihren Diabetes-Teams ausgewertet werden.

4.5 Limitationen

Die klinischen Ergebnisse der AID-Systeme sind beeindruckend und bieten eine bestmögliche Optimierung der diabetischen Stoffwechsellage sowie eine Entlastung beim Diabetesmanagement. Dennoch müssen sich Nutzer*innen und Diabetes-Teams darüber im Klaren sein, dass ein AID-System mitnichten die Antwort auf jedes diabetesspezifische Problem darstellt, und nicht zwingend für jeden MmD geeignet ist. Es muss ein Konsens aller Beteiligten über das Therapieziel bestehen und geklärt sein, ob dieses durch eine technische Lösung erreicht werden kann und mögliche Hürden adäquat adressiert werden können. Die Nutzer*innen müssen für sich klären, ob sie diese Art von Technik möchten, ob sie Verantwortung an diese abgeben können und, ob sie mit ihrem Lebensstil kompatibel ist (z. B. Kontaktsportarten, bestimmte Berufe). Schlussendlich ist die Frage, ob die Technologie dem Diabetesmanagement, der Zufriedenheit und der Lebensqualität der Nutzenden zuträglich ist.

Wie auch bei der separaten Verwendung einer Insulinpumpe und von CGM stellen schwere psychische oder körperliche Erkrankungen mitunter Kontraindikationen für die AID-Therapie dar. Es braucht in der Anwendung der Technologie geschulte und erfahrene Diabetes-Teams zur Unterstützung. Falls Bezugspersonen die Therapie steuern, müssen auch diese sich mit der Therapieform auskennen und beispielsweise wissen, was zu tun ist, falls das System ausfällt. Mögliche Probleme, die einer erfolgreichen AID-Therapie im Wege stehen können, sind u. a.

- eine Überforderung durch die Technik, insbesondere die Flut an Daten, mit denen die Nutzer*innen konfrontiert werden
- Kompatibilitätsprobleme mit beispielsweise dem Smartphone
- technische Probleme wie der Verbindungsverlust bei der Datenübertragung zwischen Pumpe und Sensor
- Pflasterunverträglichkeiten bzw. -allergien

Einige MmD empfinden den Aufwand, das AID-System „am Laufen" zu halten als unverhältnismäßig groß. Dies umfasst unter anderem Kalibrierungen, regelmäßigen Systemwechsel von Katheter und Sensor sowie die Notwendigkeit des Beisichführens des Steuerungsgeräts/Smartphones. Auch bestehen manchmal unrealistische Vorstellungen von den Möglichkeiten der modernen AID-Systeme, insbesondere was deren Fähigkeiten im Rahmen von sportlichen Aktivitäten und der Nahrungsaufnahme angeht.

Probleme können im medizinischen Alltag entstehen, wenn beispielsweise eine MRT-Untersuchung notwendig wird, oder MmD akut erkranken und von Dritten ohne Erfahrung mit Diabetestechnologie abhängig sind. Faktoren, die möglicherweise in Zukunft eine größere Bedeutung haben werden, sind die im Vergleich zur ICT deutlich höheren Kosten einer AID-Therapie, sowie die Frage nach der Nachhaltigkeit der Therapie in Bezug auf das Müllaufkommen [43, 44].

Ein gelegentlich diskutierter Aspekt ist jener der Cyber-Sicherheit, z. B. der Beeinflussung der Insulinpumpe mit böswilliger Absicht durch das „Hacken" des Gerätes bzw. der drahtlosen Verbindung. Bisher gibt es allerdings keine Berichte über solche Angriffe im realen Leben.

Ein großes Problem ist nach wie vor die fehlende Interoperabilität der Systeme untereinander. Es können nur bestimmte CGM/Pumpen/Algorithmus-Kombinationen verwendet werden. Wünschenswert wäre hier, dass die Bestandteile des AID-Systems frei kombiniert werden können.

4.6 Ausblick

4.6.1 Voll-AID-System/closed loop/artificial pancreas

Die verfügbaren AID-Systeme sind dadurch limitiert, dass sie abrupte und ausgeprägte Glukoseschwankungen nicht ausreichend kontrollieren können. Dies hat verschiedene Gründe, u. a. Limitationen der Algorithmen, die lag-time der Glukosesensoren (Abschn. 3.2.5) und die verzögert einsetzende Insulinwirkung nach der Abgabe in das Unterhautfettgewebe. Da AID-Systeme im Gegensatz zur Bauchspeicheldrüse nur ein Hormon (= Insulin) abgeben, können sie die Blutglukose nur aktiv senken, aber nicht anheben. Dadurch wiederum kann nur unzureichend auf Hypoglykämien reagiert werden. So erklärt sich die Begrenzung der automatisiert verabreichten Insulindosen auf Mikroboli (Abschn. 4.3.5).

Der nächste Schritt ist ein „Voll-AID"-System, welches auch die Insulinbolusgabe bei Mahlzeiten automatisiert. Bei einem solchen System spricht man auch von einer künstlichen Bauchspeicheldrüse (artificial pancreas) bzw. einem „closed loop". Aktuell ist kein solches System kommerziell verfügbar. Voraussichtlich werden solche Systeme neben Insulin auch weitere Hormone abgeben, z. B. Glukagon oder Amylin. Damit kann dann die Blutglukosekonzentration besser stabilisiert und aktiv angehoben werden, was vor Hypoglykämien schützt. Auch werden hierfür komplexere Algorithmen benötigt, welche besser auf den dynamischen Glukosestoffwechsel mit abrupten und ausgeprägten Glukoseschwankungen reagieren können. Ein Prinzip ist die sogenannte „Fuzzy-Logik", welche in der Lage ist, komplexe und nichtlineare Glukoseverläufe unter Berücksichtigung zahlreicher Einflussfaktoren zu regulieren. In Zukunft wird auch künstliche Intelligenz bzw. maschinelles Lernen hier eine Rolle spielen (Abschn. 6.2).

4.6.2 Looper

Die Diabetes-Community hat auf der Basis der Android- und iOS-Betriebssysteme Plattformen zur Verfügung gestellt, welche mithilfe vorhandener, kommerziell erworbener Hardware (Pumpe und Sensor) ein eigenes AID-System ermöglichen. Technisch versierte MmD haben mit diesen Geräten und Algorithmen die volle Kontrolle über ihr AID-System. Es handelt sich hierbei jedoch aus rechtlicher Sicht um nicht zugelassene Medizinprodukte.

DiGA in der Diabetologie 5

Digitale Gesundheitsanwendungen (DiGA) sind digitale Medizinprodukte. Diese können browserbasiert oder im Appformat vertrieben werden und sind bei passender Diagnose zulasten der gesetzlichen Krankenkassen verordnungsfähig. Die verfügbaren Anwendungen sind in der offiziellen Datenbank des Bundesinstituts für Arzneimittel und Medizinprodukte einsehbar (https://diga.bfarm.de). Zum Zeitpunkt der Erstellung dieses *essentials* (01/2025) fanden sich unter dem Stichwort „Diabetes" fünf DiGA (glucura Diabetestherapie, HelloBetter Diabetes, mebix, Una Health für Diabetes, Vitadio), wobei nur zwei den Status „dauerhaft aufgenommen" innehaben. Das bedeutet, dass die Hersteller positive Versorgungseffekte durch die Nutzung der App nachgewiesen haben (HelloBetter Diabetes und Vitadio).

DiGA werden auf normalen Rezepten verordnet. Man erhält von seiner Krankenkasse einen Freischaltcode, welcher die DiGA nach dem Herunterladen aus dem jeweiligen App Store aktiviert. Die Verordnung belastet nicht das Budget der Verordner*in. Im Zeitraum 2020 bis 2023 wurden insgesamt rund 375.000 DiGA in Anspruch genommen (rund 83 % der Verordnungen wurden eingelöst) [28]. Allerdings konzentrieren sich die meisten Verordnungen auf einzelne besonders beliebte Apps.

Diabetes-DiGA richten sich vor allem an Menschen mit Typ 2 Diabetes und adressieren zumeist die Adipositas als häufigste Begleiterkrankung. Zwei weitere DiGA sind bei Adipositas erstattungsfähig und dauerhaft aufgenommen (Oviva Direkt für Adipositas und zanadio). Die DiGA bieten ein interaktives Coaching für MmD unter Zuhilfenahme von Texten und Videoaufzeichnungen, Tagebuchfunktionen, tägliche Aufgaben und persönliche Berater*innen. Eine App ist sowohl für MmD mit Typ 1 als auch Typ 2 Diabetes zugelassen und richtet sich an MmD mit depressiven Symptomen (HelloBetter Diabetes). Für den Erfolg der DiGA-Anwendung ist nicht zuletzt die Motivation zur Nutzung durch die MmD maßgeblich.

In den App Stores gibt es zusätzlich dutzende weitere ohne ärztliche Verordnung verfügbare diabetesbezogene Apps, die keine DiGA sind.

Künstliche Intelligenz in der Diabetologie   6

Die Nachbildung menschlicher Denkprozesse durch die sogenannte „Künstliche Intelligenz" (KI) erobert zunehmend viele unserer Lebensbereiche. In der Praxis handelt es sich zumeist um maschinelles Lernen und neuronale Netzwerke, also Algorithmen, die in Daten Muster erkennen. Aus den in dem vorherigen Kapitel beschriebenen Technologien geht hervor, dass im Rahmen des Diabetesmanagements unter Nutzung von CGM, CSII und AID enorme Datenmengen generiert werden. Neben den reinen therapieassoziierten Daten wie CGM-Profilen, Insulindosen, Nahrungsaufnahme und Aktivitäten können prinzipiell auch Vitalparameter wie Blutdruck, Puls, EKG, Schlafdaten, etc. aufgezeichnet und abgelegt werden. Auch Daten wie Alter, Geschlecht, Gewicht etc. sind nutzbar. Lässt man diesen Datenschatz per KI aufbereiten, entstehen viele Möglichkeiten zur Anwendung in Forschung, Prävention, Diagnostik und Therapie des Diabetes mellitus [33].

Im Hinblick auf die Diabetestechnologie könnten in Zukunft zum einen sogenannte KI-basierte Entscheidungsunterstützungssysteme (EUS) das Diabetesmanagement unterstützen und MmD sowie ihre Diabetes-Teams entlasten. Zum anderen könnten KI-gestützte Algorithmen die Leistungsfähigkeit der AID-Systeme verbessern und einige der vorhandenen Limitationen (Abschn. 4.6) zumindest teilweise überwinden.

6.1 Entscheidungsunterstützungssysteme

Mit CGM und AID hat sich der Fokus der Diabetes-Teams verändert – die Analyse und Bewertung der Datenmassen ist notwendig geworden, um Therapieentscheidungen zu treffen und beispielsweise die Einstellungen der AID-Systeme anzupassen. Maschinelles Lernen eignet sich sehr gut, um diese Daten schnell zu analysieren und als Entscheidungshilfe für die Diabetes-Teams zu fungieren. So kann die Behandlung effizienter gestaltet und Zeit für Beratung und Behandlung geschaffen werden. Aktuell werden CGM- und AID-Daten algorithmenbasiert aufbereitet und graphisch dargestellt (Abschn. 3.3), um den Diabetes-Teams die Interpretation zu erleichtern. Die verfügbaren Softwarelösungen sind bereits in der Lage, in begrenztem Umfang Empfehlungen zur Therapieanpassung zu geben und die Diabetes-Teams auf mögliche systematische Probleme beim Diabetesmanagement hinzuweisen. Man kann sich vorstellen, dass zukünftige EUS Therapieanpassungen vorschlagen, und diese nur noch vom Diabetes-Team geprüft und freigegeben werden müssen. Das Generieren solcher Therapieanpassungen durch die retrospektive Datenanalyse und die darauf basierende Beratung hat naturgemäß den Nachteil, dass Probleme erst entstehen müssen, bevor auf sie reagiert werden kann. Ein interessanter Ansatz ist folglich, dass KI aus Problemen lernt und diese in Zukunft durch Therapieanpassungen im laufenden Betrieb vermeidet.

Auch mit modernen AID-Systemen muss die Menge der Kohlenhydrate einer Mahlzeit korrekt geschätzt werden. Das ist ein wesentliches Hindernis für das Erreichen besserer und stabiler Glukoseverläufe [15, 27, 35]. Verschiedene Anwendungen sollen MmD dabei unterstützen, die Kohlenhydrate einer Mahlzeit korrekt einzuschätzen und die Insulindosis bestmöglich zu wählen. Es konnte gezeigt werden, dass die Empfehlungen der KI jenen von erfahrenen Diabetes-Teams nicht unterlegen sind und mit ihrer Hilfe eine Verbesserung der Zeit im Zielbereich erreicht werden kann [11, 42]. Die Apps können mitunter auch Empfehlungen zur Anpassung der Basalinsulindosis geben.

Ein weiterer Ansatz besteht darin, das Schätzen der Kohlenhydrate gänzlich durch Apps erledigen zu lassen. Hierfür wird ein Foto der Speise gemacht und durch die Anwendung beurteilt. Diese Apps sind teils sogar in der Lage, die Kohlenhydratmengen genauer als die MmD zu berechnen und so die Zeit der Glukose im Zielbereich bzw. den HbA1c-Wert zu verbessern [1, 31, 51].

EUS könnten in Zukunft demnach Daten wie den aktuellen Gewebeglukosewert, den erwarteten Trend der Glukose, aktuell wirkendes Insulin, Aktivität oder Krankheit, sowie die eingespeisten Daten über die Zusammensetzung einer Mahlzeit dazu nutzen, einen passgenauen Bolusvorschlag zu machen.

6.2 KI-unterstützte AID-Systeme

Aktuell verfügbare AID-Systeme nutzen KI bisher gar nicht oder nur in begrenztem Umfang. „Selbstlernende" Systeme simulieren mitunter zwar den zukünftigen Glukoseverlauf [46] anhand der vergangenen Verläufe, unterliegen aber noch zahlreichen technischen Limitationen und Restriktionen, z. B. durch die aktuell verwendeten Algorithmen (Abschn. 4.1) oder Sicherheitsbedenken (Abschn. 4.6). In Zukunft sind AID-Systeme denkbar, welche KI-unterstützt die Komplexität des individuellen Glukosestoffwechsels berücksichtigen und personalisierte therapeutische Entscheidungen treffen können. Solche Systeme befinden sich bereits in Erprobung und sind beispielsweise in der Lage, die Nahrungsaufnahme zu erkennen und die Zeit im Zielbereich zu steigern [40]. Neben technischen Gesichtspunkten sind jedoch auch physiologische und biologische Limitationen zu berücksichtigen. Ein Gesichtspunkt ist die starke Vereinfachung der komplexen Glukoseregulation durch die Verwendung von lediglich Insulin. Ein sogenanntes „bihormonales" AID-System eines niederländischen Herstellers verwendet zusätzlich Glukagon und adressiert damit das Problem, dass aktuelle AID-Systeme zwar die Glukose effektiv und aktiv durch die Abgabe von Insulin senken können, aber eben nicht aktiv steigern können. Durch die bedarfsgerechte Abgabe von Glukagon kann die Blutglukosekonzentration aktiv angehoben werden, um Hypoglykämien zu vermeiden. Erste Daten sind vielversprechend und zeigen eine gute Kontrolle der Stoffwechsellage sowie eine Entlastung vom Diabetes-Stress [56].

Möglicherweise wird somit eine „technische Heilung" des Typ 1 Diabetes mellitus Realität werden: KI-unterstützte komplexe Algorithmen, welche über die bedarfsgerechte Abgabe von Insulin und Glukagon dazu in der Lage sind, den individuellen Stoffwechsel zu kontrollieren und die Glukose ohne wesentliches Zutun der Nutzenden im physiologischen Bereich zu halten.

6.3 Typ 2 Diabetes mellitus

Auch Menschen mit Typ 2 Diabetes mellitus können von Insulindosierungshilfen profitieren [9]. KI-gestützte Anwendungen adressieren zusätzlich die Vermittlung von Schulungsinhalten [12, 21] und die Unterstützung beim Gewichtsmanagement. Auch bieten Sie Unterstützung für einen gesunden Lebensstil mit beispielsweise ausreichend körperlicher Aktivität und gesunder Ernährung [2, 36, 57]. Möglichen Hürden bei der konsequenten und korrekten Tabletteneinnahme kann mit „smarten" Medikamenten, über welche sich die Einnahmetreue überwachen lässt, in Verbindung mit KI-unterstützter personalisierter Beratung begegnet werden [25].

Zusammenfassung 7

Bereits unmittelbar nach der Entdeckung des Insulins Anfang des 20. Jahrhunderts wurde über die mögliche Heilung des Diabetes mellitus spekuliert. Obgleich diese auch über 100 Jahre später noch nicht gelungen ist, bieten moderne technologische Ansätze bemerkenswerte Möglichkeiten, MmD beim Leben mit der chronischen Erkrankung zu unterstützen und Ihnen einen Teil der Last des täglichen Diabetesmanagements von den Schultern zu nehmen.

Die Diabetestechnologie umfasst viele mittlerweile etablierte Hilfsmittel und einige, die sich (noch) nicht durchgesetzt haben. Obgleich der Nutzen für MmD und ihr Diabetesmanagement enorm sein kann, gibt es noch Hürden, Sorgen und Ängste im Hinblick auf diese Technologien. Auch die Diabetes-Teams werden vor neue Herausforderungen gestellt. Die zu erwartenden Entwicklungen der nächsten Jahre werden den Alltag von MmD und auch jenen ihrer Diabetes-Teams weiter verändern. Zum jetzigen Zeitpunkt ist die Technologie keinesfalls ein Allheilmittel oder ein „Selbstläufer". Es bedarf Engagement und Einsatz, um die AID-Systeme betriebsbereit zu halten und ihr volles Potenzial auszuschöpfen. Auch die zwischenmenschliche Interaktion in Form von Beratung und Kontakten mit den Diabetes-Teams ist weiterhin zwingend notwendig und wird es auch auf absehbare Zeit bleiben. Insbesondere die strukturierte Diabetesschulung und die Schulung in der Anwendung der beschriebenen Hilfsmittel ist und bleibt unerlässlich für deren sichere Anwendung und das Ausschöpfen ihres vollen Potenzials.

Möglicherweise jedoch kann der Diabetes mellitus irgendwann in Zukunft in Form einer „künstlichen Bauchspeicheldrüse" durch Technik „geheilt" werden. Es bleibt also spannend!

© Der/die Autor(en), exklusiv lizenziert an Springer-Verlag GmbH, DE, ein Teil von Springer Nature 2025
S. Petry, *Neue Technologien und digitale Anwendungen in der Diabetestherapie*, essentials, https://doi.org/10.1007/978-3-662-70953-5_7

Was Sie aus diesem *essential* mitnehmen können

- Diabetestechnologie, vor allem in Form von Insulinpumpen und Glukosesensoren zur unblutigen und kontinuierlichen Gewebeglukosemessung, gehört standardmäßig zur Versorgung von Menschen mit Diabetes mellitus und Insulintherapie.
- Insulinpumpen, Glukosesensoren und Steuerungsalgorithmen bilden Systeme zur automatisierten Insulinzufuhr, welche die Insulintherapie zunehmend unabhängig von ihren Nutzer*innen durchführen können.
- Es ist zu erwarten, dass diese Systeme in den nächsten Jahren unter Nutzung von künstlicher Intelligenz (KI) weiterentwickelt werden und die Insulintherapie nahezu selbstständig steuern werden.
- KI-basierte Entscheidungsunterstützungssysteme werden Betroffene und ihre Diabetes-Teams beim Diabetesmanagement und dem Anpassen der Therapie unterstützen.

Literatur

1. Alfonsi, J. E., Choi, E. E. Y., Arshad, T., Sammott, S. S., Pais, V., Nguyen, C., Maguire, B. R., Stinson, J. N., & Palmert, M. R. (2020). Carbohydrate counting app using image recognition for youth with type 1 diabetes: Pilot randomized control trial. *JMIR mHealth and uHealth, 8*(10), e22074. https://doi.org/10.2196/22074.
2. Agarwal, P., Mukerji, G., Desveaux, L., Ivers, N. M., Bhattacharyya, O., Hensel, J. M., Shaw, J., Bouck, Z., Jamieson, T., Onabajo, N., Cooper, M., Marani, H., Jeffs, L., & Bhatia, R. S. (2019). Mobile app for improved self-management of type 2 diabetes: Multicenter pragmatic randomized controlled trial. *JMIR mHealth and uHealth, 7*(1), e10321. https://doi.org/10.2196/10321.
3. Bailey, T. S., Chang, A., & Christiansen, M. (2015). Clinical accuracy of a continuous glucose monitoring system with an advanced algorithm. *Journal of diabetes science and technology, 9*(2), 209–214. https://doi.org/10.1177/1932296814559746.
4. Banting, F. G., Best, C. H., Collip, J. B., Campbell, W. R., & Fletcher, A. A. (1922). Pancreatic extracts in the treatment of diabetes mellitus. *Canadian Medical Association journal, 12*(3), 141–146.
5. Basu, A., Dube, S., Veettil, S., Slama, M., Kudva, Y. C., Peyser, T., Carter, R. E., Cobelli, C., & Basu, R. (2015). Time lag of glucose from intravascular to interstitial compartment in type 1 diabetes. *Journal of diabetes science and technology, 9*(1), 63–68. https://doi.org/10.1177/1932296814554797.
6. Battelino, T., Danne, T., Bergenstal, R. M., Amiel, S. A., Beck, R., Biester, T., Bosi, E., Buckingham, B. A., Cefalu, W. T., Close, K. L., Cobelli, C., Dassau, E., DeVries, J. H., Donaghue, K. C., Dovc, K., Doyle, F. J., 3rd., Garg, S., Grunberger, G., Heller, S., … Phillip, M. (2019). Clinical targets for continuous glucose monitoring data interpretation: Recommendations from the international consensus on time in range. *Diabetes Care, 42*(8), 1593–1603. https://doi.org/10.2337/dci19-0028.
7. Bergenstal, R. M. (2018). Understanding continuous glucose monitoring data. In American Diabetes Association (Hrsg.), *Role of Continuous Glucose Monitoring in Diabetes Treatment* (S. 20–23). American Diabetes Association.
8. Bergenstal, R. M., Beck, R. W., Close, K. L., Grunberger, G., Sacks, D. B., Kowalski, A., Brown, A. S., Heinemann, L., Aleppo, G., Ryan, D. B., Riddlesworth, T. D., & Cefalu, W. T. (2018). Glucose Management Indicator (GMI): A new term for estimating A1C

from continuous glucose monitoring. *Diabetes Care, 41*(11), 2275–2280. https://doi.org/10.2337/dc18-1581.
9. Bergenstal, R. M., Johnson, M., Passi, R., Bhargava, A., Young, N., Kruger, D. F., Bashan, E., Bisgaier, S. G., Isaman, D. J. M., & Hodish, I. (2019). Automated insulin dosing guidance to optimise insulin management in patients with type 2 diabetes: A multicentre, randomised controlled trial. *Lancet (London, England), 393*(10176), 1138–1148. https://doi.org/10.1016/S0140-6736(19)30368-X.
10. Biester, T., Bratina, N., Lange, K., Biester, S., Remus, K., Thomas, A., Danne, T., & Kordonouri, O. (2020). Diabetesberatung zum Hybrid-AID-System bei Typ-1-Diabetes: Neue Perspektiven und Therapieempfehlungen. *Diabetologie und Stoffwechsel, 15*(02), 147–156. https://doi.org/10.1055/a-1079-4577.
11. Castle, J. R., Wilson, L. M., Tyler, N. S., Espinoza, A. Z., Mosquera-Lopez, C. M., Kushner, T., Young, G. M., Pinsonault, J., Dodier, R. H., Hilts, W. W., Oganessian, S. M., Branigan, D. L., Gabo, V. B., Eom, J. H., Ramsey, K., Youssef, J. E., Cafazzo, J. A., Winters-Stone, K., & Jacobs, P. G. (2022). Assessment of a decision support system for adults with type 1 diabetes on multiple daily insulin injections. *Diabetes technology & therapeutics, 24*(12), 892–897. https://doi.org/10.1089/dia.2022.0252.
12. Chiu, C. J., Hua, L. C., Chou, C. Y., & Chiang, J. H. (2022). Robot-enhanced diabetes care for middle-aged and older adults living with diabetes in the community: A small sample size mixed-method evaluation. *PLoS ONE, 17*(4), e0265384. https://doi.org/10.1371/journal.pone.0265384.
13. Clarke, S. F., & Foster, J. R. (2012). A history of blood glucose meters and their role in self-monitoring of diabetes mellitus. *British journal of biomedical science, 69*(2), 83–93.
14. Danne, T., Kordonouri, O., Holder, M., Haberland, H., Golembowski, S., Remus, K., Bläsig, S., Wadien, T., Zierow, S., Hartmann, R., & Thomas, A. (2011). Prevention of hypoglycemia by using low glucose suspend function in sensor-augmented pump therapy. *Diabetes technology & therapeutics, 13*(11), 1129–1134. https://doi.org/10.1089/dia.2011.0084.
15. Deeb, A., Al Hajeri, A., Alhmoudi, I., & Nagelkerke, N. (2017). Accurate carbohydrate counting is an important determinant of postprandial glycemia in children and adolescents with type 1 diabetes on insulin pump therapy. *Journal of diabetes science and technology, 11*(4), 753–758. https://doi.org/10.1177/1932296816679850.
16. Deutsche Diabetes Gesellschaft. (2023). S3-Leitlinie Therapie des Typ-1-Diabetes. https://register.awmf.org/assets/guidelines/057-013l_S3-Therapie-Typ-1-Diabetes_2023-09_1.pdf. Zugegriffen: 11. Jan. 2025.
17. Deutsche Diabetes Gesellschaft. (2023). S3-Leitlinie Diagnostik, Therapie und Verlaufskontrolle des Diabetes mellitus im Kindes- und Jugendalter. https://register.awmf.org/assets/guidelines/057-016l_S3_Diagnostik-Therapie-Verlaufskontrolle-Diabetesmellitus-Kinder-Jugendliche_2023-11.pdf. Zugegriffen: 11. Jan. 2025.
18. Deutscher Gesundheitsbericht Diabetes. (2018). *Deutsche Diabetes Gesellschaft (DDG) & diabetesDE – Deutsche Diabetes-Hilfe*. November 2017. ISSN 1614–824X.
19. Deutscher Gesundheitsbericht Diabetes. (2023). *Deutsche Diabetes Gesellschaft (DDG) & diabetesDE – Deutsche Diabetes-Hilfe*. November 2022. ISSN 1614–824X.
20. Deutscher Gesundheitsbericht Diabetes. (2024). *Deutsche Diabetes Gesellschaft (DDG) & diabetesDE – Deutsche Diabetes-Hilfe*. November 2023. ISSN 1614–824X.

21. Di, S., Petch, J., Gerstein, H. C., Zhu, R., & Sherifali, D. (2022). Optimizing health coaching for patients with type 2 diabetes using machine learning: Model development and validation study. *JMIR formative research, 6*(9), e37838. https://doi.org/10.2196/37838.
22. diabetesDE – Deutsche Diabetes-Hilfe. (2019). Leitfaden kontinuierliche Glukosemessung (CGM): Das müssen Sie wissen, wenn Sie ein CGM beantragen. https://www.diabetesde.org/system/files/documents/leitfaden_cgm-antrag_diabetesde_ddh-m_ddg_2019.pdf. Zugegriffen: 11. Jan. 2025.
23. Freckmann, G. (2020). Basics and use of continuous glucose monitoring (CGM) in diabetes therapy. *Journal of Laboratory Medicine, 44*(2), 71–79. https://doi.org/10.1515/labmed-2019-0189.
24. Freckmann, G., & Mende, J. (2018). Continuous glucose monitoring: Data management and evaluation by patients and health care professionals – current situation and developments. *Journal of Laboratory Medicine, 42*(6), 225–233. https://doi.org/10.1515/labmed-2018-0119.
25. Frias, J., Virdi, N., Raja, P., Kim, Y., Savage, G., & Osterberg, L. (2017). Effectiveness of digital medicines to improve clinical outcomes in patients with uncontrolled hypertension and type 2 diabetes: Prospective, open-label, cluster-randomized pilot clinical trial. *Journal of medical Internet research, 19*(7), e246. https://doi.org/10.2196/jmir.7833.
26. Gemeinsamer Bundesausschuss. (2016). Beschluss des Gemeinsamen Bundesausschusses über eine Änderung der Richtlinie Methoden vertragsärztliche Versorgung: Kontinuierliche interstitielle Glukosemessung mit Real-Time-Messgeräten (rtCGM) zur Therapiesteuerung bei Patientinnen und Patienten mit insulinpflichtigem Diabetes mellitus. https://www.g-ba.de/downloads/39-261-2623/2016-06-16_MVV-RL_rtCGM_BAnz.pdf. Zugegriffen: 11. Jan. 2025.
27. Gillingham, M. B., Li, Z., Beck, R. W., Calhoun, P., Castle, J. R., Clements, M., Dassau, E., Doyle, F. J., III., Gal, R. L., Jacobs, P., Patton, S. R., Rickels, M. R., Riddell, M., & Martin, C. K. (2021). Assessing mealtime macronutrient content: Patient perceptions versus expert analyses via a novel phone app. *Diabetes technology & therapeutics, 23*(2), 85–94. https://doi.org/10.1089/dia.2020.0357.
28. GKV-Spitzenverband. (2023). Bericht des GKV-Spitzenverbandes über die Inanspruchnahme und Entwicklung der Versorgung mit Digitalen Gesundheitsanwendungen (DiGA-Bericht) gemäß § 33a Absatz 6 SGB V Berichtszeitraum: 01.09.2020–30.09.2023. https://www.gkv-spitzenverband.de/media/dokumente/krankenversicherung_1/telematik/digitales/2023_DiGA_Bericht_GKV-Spitzenverband.pdf. Zugegriffen: 11. Jan. 2025.
29. Goeddel, D. V., Kleid, D. G., Bolivar, F., Heyneker, H. L., Yansura, D. G., Crea, R., Hirose, T., Kraszewski, A., Itakura, K., & Riggs, A. D. (1979). Expression in escherichia coli of chemically synthesized genes for human insulin. *Proceedings of the National Academy of Sciences of the United States of America, 76*(1), 106–110. https://doi.org/10.1073/pnas.76.1.106.
30. Heinemann, L., Schnell, O., Gehr, B., Schloot, N. C., Görgens, S. W., & Görgen, C. (2022). Digital diabetes management: A literature review of smart insulin pens. *Journal of diabetes science and technology, 16*(3), 587–595. https://doi.org/10.1177/19322968209838 63.

31. Joubert, M., Meyer, L., Doriot, A., Dreves, B., Jeandidier, N., & Reznik, Y. (2021). Prospective independent evaluation of the carbohydrate counting accuracy of two smartphone applications. *Diabetes therapy: Research, treatment and education of diabetes and related disorders, 12*(7), 1809–1820. https://doi.org/10.1007/s13300-021-01082-2.
32. Kesavadev, J., Saboo, B., Krishna, M. B., & Krishnan, G. (2020). Evolution of insulin delivery devices: From syringes, pens, and pumps to DIY artificial pancreas. *Diabetes therapy: Research, treatment and education of diabetes and related disorders, 11*(6), 1251–1269. https://doi.org/10.1007/s13300-020-00831-z.
33. Kulzer, B. (2023). Künstliche Intelligenz (KI) in der Diabetologie – jetzt und in der Zukunft. *Diabetologie, 19*, 35–43. https://doi.org/10.1007/s11428-022-00996-0.
34. Landgraf, R., Heinemann, L., Schleicher, E., Gerdes, C., Petersmann, A., Müller-Wieland, D., Müller, U. A., Freckmann, G., Thaler, M., Ziegler A-G., Kleinwechter, H., & Nauck, M. (2022). Definition, klassifikation, diagnostik und differenzialdiagnostik des diabetes mellitus: Update 2022. *Diabetol und Stoffwechsel, 17*(S 02), S98–S110. https://doi.org/10.1055/a-1789-5615.
35. Laurenzi, A., Bolla, A. M., Panigoni, G., Doria, V., Uccellatore, A., Peretti, E., Saibene, A., Galimberti, G., Bosi, E., & Scavini, M. (2011). Effects of carbohydrate counting on glucose control and quality of life over 24 weeks in adult patients with type 1 diabetes on continuous subcutaneous insulin infusion: A randomized, prospective clinical trial (GIOCAR). *Diabetes Care, 34*(4), 823–827. https://doi.org/10.2337/dc10-1490.
36. Lee, Y. B., Kim, G., Jun, J. E., Park, H., Lee, W. J., Hwang, Y. C., & Kim, J. H. (2023). An integrated digital health care platform for diabetes management with AI-based dietary management: 48-Week results from a randomized controlled trial. *Diabetes Care, 46*(5), 959–966. https://doi.org/10.2337/dc22-1929.
37. Lenhard, M. J., & Reeves, G. D. (2001). Continuous subcutaneous insulin infusion: A comprehensive review of insulin pump therapy. *Archives of internal medicine, 161*(19), 2293–2300. https://doi.org/10.1001/archinte.161.19.2293.
38. Liebl, A., Hoogma, R., Renard, E., Geelhoed-Duijvestijn, P. H., Klein, E., Diglas, J., Kessler, L., Melki, V., Diem, P., Brun, J. M., Schaepelynck-Bélicar, P., Frei, T., & European DiaPort Study Group. (2009). A reduction in severe hypoglycaemia in type 1 diabetes in a randomized crossover study of continuous intraperitoneal compared with subcutaneous insulin infusion. *Diabetes, obesity & metabolism, 11*(11), 1001–1008. https://doi.org/10.1111/j.1463-1326.2009.01059.x.
39. Monnier, L., Colette, C., Wojtusciszyn, A., Dejager, S., Renard, E., Molinari, N., & Owens, D. R. (2017). Toward defining the Threshold Between Low and High Glucose Variability in Diabetes. *Diabetes Care, 40*(7), 832–838. https://doi.org/10.2337/dc16-1769.
40. Mosquera-Lopez, C., Wilson, L. M., El Youssef, J., Hilts, W., Leitschuh, J., Branigan, D., Gabo, V., Eom, J. H., Castle, J. R., & Jacobs, P. G. (2023). Enabling fully automated insulin delivery through meal detection and size estimation using Artificial Intelligence. *NPJ digital medicine, 6*(1), 39. https://doi.org/10.1038/s41746-023-00783-1.
41. Nakrani, M. N., Wineland, R. H., & Anjum, F. (2023). *Physiology, glucose metabolism.* StatPearls Publishing.
42. Nimri, R., Battelino, T., Laffel, L. M., Slover, R. H., Schatz, D., Weinzimer, S. A., Dovc, K., Danne, T., Phillip, M., & NextDREAM Consortium. (2020). Insulin dose optimization using an automated artificial intelligence-based decision support system in youths

with type 1 diabetes. *Nature medicine, 26*(9), 1380–1384. https://doi.org/10.1038/s41 591-020-1045-7.
43. Petry, S. F., Bienhaus, M., Petry, F. W., Petry, J. K., Heinemann, L., & Gäth, S. (2024). Quantification of different types of waste and batteries associated with the widespread usage of continuous glucose monitoring systems. *Journal of diabetes science and technology,* 19322968241305161. Advance online publication. https://doi.org/10.1177/193 22968241305161.
44. Petry, S. F., Petry, F. W., Petry, J. K., Gäth, S., & Heinemann, L. (2024). Diabetes technology and waste: A real-world study in a specialized practice in Germany. *Journal of diabetes science and technology,* 19322968241257004. Advance online publication. https://doi.org/10.1177/19322968241257004.
45. Phillip, M., Nimri, R., Bergenstal, R. M., Barnard-Kelly, K., Danne, T., Hovorka, R., Kovatchev, B. P., Messer, L. H., Parkin, C. G., Ambler-Osborn, L., Amiel, S. A., Bally, L., Beck, R. W., Biester, S., Biester, T., Blanchette, J. E., Bosi, E., Boughton, C. K., Breton, M. D., ... Battelino, T. (2023). Consensus recommendations for the use of automated insulin delivery technologies in clinical practice. *Endocrine reviews, 44*(2), 254–280. https://doi.org/10.1210/endrev/bnac022.
46. Quemerais, M. A., Doron, M., Dutrech, F., Melki, V., Franc, S., Antonakios, M., Charpentier, G., Hanaire, H., Benhamou, P. Y., Diabeloop Consortium, & Diabeloop Consortium. (2014). Preliminary evaluation of a new semi-closed-loop insulin therapy system over the prandial period in adult patients with type 1 diabetes: The WP6.0 Diabeloop study. *Journal of diabetes science and technology, 8*(6), 1177–1184. https://doi.org/10. 1177/1932296814545668.
47. Rosenbauer, J., Neu, A., Rothe, U., Seufert, J., & Holl, R. W. (2019). Types of diabetes are not limited to age groups: Type 1 diabetes in adults and type 2 diabetes in children and adolescents. *Journal of health monitoring, 4*(2), 29–49. https://doi.org/10.25646/ 5987.
48. Schäffler, A., & Petry, S. (2024). Kontinuierliche Gewebe-Glukosemessung und ambulantes Gluseprofil (AGP). In A. Schäffler (Hrsg.), *Funktionsdiagnostik in Endokrinologie, Diabetologie und Stoffwechsel* (5. Aufl., S. 387–393). Springer VS.
49. Schlüter, S., Deiss, D., Gehr, B., Lange, K., von Sengbusch, S., Thomas, A., Ziegler, R., & Freckmann, G. (2022). Glukosemessung und -kontrolle bei Patienten mit Typ-1- oder Typ-2-Diabetes. *Diabetologie und Stoffwechsel, 17*(S 02), S111-S132. https://doi. org/10.1055/a-1869-4025.
50. Schmelzeisen-Redeker, G., Schoemaker, M., Kirchsteiger, H., Freckmann, G., Heinemann, L., & Del Re, L. (2015). Time delay of CGM sensors: Relevance, causes, and countermeasures. *Journal of diabetes science and technology, 9*(5), 1006–1015. https:// doi.org/10.1177/1932296815590154.
51. Shehab, M., Cohen, R. M., Brehm, B., & Bakas, T. (2024). Accuracy and feasibility of using a smartphone application for carbohydrate counting versus traditional carbohydrate counting for adults with insulin-treated diabetes. *Journal of diabetes science and technology,* 19322968241248606. Advance online publication. https://doi.org/10.1177/ 19322968241248606.
52. Sherr, J. L., Heinemann, L., Fleming, G. A., Bergenstal, R. M., Bruttomesso, D., Hanaire, H., Holl, R. W., Petrie, J. R., Peters, A. L., & Evans, M. (2023). Automated insulin delivery: Benefits, challenges, and recommendations. A consensus report of the

joint diabetes technology working group of the european association for the study of diabetes and the American Diabetes Association. *Diabetologia, 66*(1), 3–22. https://doi.org/ 10.1007/s00125-022-05744-z.
53. Thomas, A. (2019). *CGM interpretieren*. Kirchheim Verlag.
54. Thomas, A., & Heinemann, L. (2022). Algorithms for automated insulin delivery: An overview. *Journal of diabetes science and technology, 16*(5), 1228–1238. https://doi.org/10.1177/19322968211008442.
55. Tönnies, T., Röckl, S., Hoyer, A., Heidemann, C., Baumert, J., Du, Y., Scheidt-Nave, C., & Brinks, R. (2019). Projected number of people with diagnosed type 2 diabetes in Germany in 2040. *Diabetic medicine: A journal of the British Diabetic Association, 36*(10), 1217–1225. https://doi.org/10.1111/dme.13902.
56. van Bon, A. C., Blauw, H., Jansen, T. J. P., Laverman, G. D., Urgert, T., Geessink-Mennink, J., Mulder, A. H., Out, M., Groote Veldman, R., Onvlee, A. J., Schouwenberg, B. J. J. W., Vermeulen, M. A. R., Diekman, M. J. M., Gerding, M. N., van Wijk, J. P. H., Klaassen, M., Witkop, M., & DeVries, J. H. (2024). Bihormonal fully closed-loop system for the treatment of type 1 diabetes: A real-world multicentre, prospective, single-arm trial in the Netherlands. *The Lancet. Digital health, 6*(4), e272–e280. https://doi.org/10.1016/S2589-7500(24)00002-5.
57. Yom-Tov, E., Feraru, G., Kozdoba, M., Mannor, S., Tennenholtz, M., & Hochberg, I. (2017). Encouraging physical activity in patients with diabetes: Intervention using a reinforcement learning system. *Journal of medical Internet research, 19*(10), e338. https://doi.org/10.2196/jmir.7994.
58. Zaharieva, D. P., Turksoy, K., McGaugh, S. M., Pooni, R., Vienneau, T., Ly, T., & Riddell, M. C. (2019). Lag time remains with newer real-time continuous glucose monitoring technology during aerobic exercise in adults living with type 1 diabetes. *Diabetes technology & therapeutics, 21*(6), 313–321. https://doi.org/10.1089/dia.2018.0364.

	MIX
FSC www.fsc.org	Papier aus verantwortungsvollen Quellen Paper from responsible sources **FSC® C105338**

If you have any concerns about our products,
you can contact us on
ProductSafety@springernature.com

In case Publisher is established outside the EU,
the EU authorized representative is:
**Springer Nature Customer Service Center GmbH
Europaplatz 3, 69115 Heidelberg, Germany**

Printed by Libri Plureos GmbH
in Hamburg, Germany